国家重点研发计划 2020YFC2008703

主动健康与康复指导丛书

XUEZUO BUDAOWENG-LAONIANREN FANGDIEDAO SHOUCE

学做“不倒翁”

——老年人防跌倒手册

朱 睿 吴 韬 王金武 主编

山东科学技术出版社
·济南·

图书在版编目（CIP）数据

学做“不倒翁”：老年人防跌倒手册 / 朱睿，吴韬，王金武主编 . -- 济南：山东科学技术出版社，2023.9
ISBN 978-7-5723-1803-0

Ⅰ.①学…　Ⅱ.①朱…　②吴…　③王…　Ⅲ.①老年人 – 猝倒 – 预防（卫生）– 手册　Ⅳ.① R592.01-62

中国国家版本馆 CIP 数据核字（2023）第 171081 号

学做“不倒翁”——老年人防跌倒手册
XUEZUO “BUDAOWENG” —— LAONIANREN FANGDIEDAO SHOUCE

责任编辑：崔丽君
装帧设计：李晨溪

主管单位：山东出版传媒股份有限公司
出 版 者：山东科学技术出版社
地址：济南市市中区舜耕路 517 号
邮编：250003　电话：（0531）82098088
网址：www.lkj.com.cn
电子邮件：sdkj@sdcbcm.com
发 行 者：山东科学技术出版社
地址：济南市市中区舜耕路 517 号
邮编：250003　电话：（0531）82098067
印 刷 者：山东联志智能印刷有限公司
地址：山东省济南市历城区郭店街道相公庄村文化产业园 2 号厂房
邮编：250100　电话：（0531）88812798

规格：大 32 开（148 mm × 210 mm）
印张：3.5　　**字数：**70 千
版次：2023 年 9 月第 1 版　　**印次：**2023 年 9 月第 1 次印刷
定价：38.00 元

编 委 会

主　编　朱　睿　同济大学附属养志康复医院

吴　韬　上海健康医学院

王金武　上海交通大学医学院附属第九人民医院

副主编　朱仕杰　同济大学

周　蒨　同济大学附属康复医院（筹）

曹宇汀　同济大学

编　委　沈夏锋　复旦大学附属浦东医院

赵欣欣　同济大学

杨　涵　上海交通大学医学院附属第九人民医院

金林沁　上海市杨浦区市东医院

傅潇然　天津大学

郑叶龙　天津大学

郑良栋　同济大学

杨轶婷　同济大学

序言

跌倒是老年人群最常发生的危险事件，其引起的后果可能严重影响老年人群的生活质量，甚至危及生命。近年来，随着人口老龄化的加速，老年人群跌倒的防治问题引起了社会各界人士的关注，风险人群及家属也格外担心跌倒事件的发生。但是，大众对老年人群防跌倒的相关知识了解不足。特别是在没有专业医护人员参与的社区和居家环境中，不知如何评估风险和进行有效干预。本书作为一本科普读物，用通俗易懂的语言介绍了老年人群防跌倒的相关知识，重点介绍适合社区和居家老年人主动健康使用的跌倒风险评估和多因素干预方法，为老年人群提供了切实可行的防跌倒策略。

本书语言通俗、文字简练、层次分明，大量使用插图，既有趣又直观。居家运动相关内容在文字描述的基础上，附上了真人演示图，便于读者加深对文字表述的理解。本书可为老年人群及其照护者提供指导，在社区和居家环境中早期发现风险并进行干预，减少老年人群跌倒事件的发生，以达到老年人群主动健康的美好愿望。

希望本书能够让更多读者获取科学、准确的防跌倒知识，为老年人群的健康生活保驾护航。

目录

CONTENTS

第一章
老年人群跌倒概述

DI YI ZHANG

LAONIAN RENQUN DIEDAO GAISHU

如果家里有小朋友摔倒了，老人会马上跑过去安慰，说长高了长高了。在民间“摔跟头”往往预示着吉凶，在有些地方摔跟头代表着即将得到财富，而在有些地方人们却觉得这是一种倒霉的预兆。这些都是迷信，我们不必放在心上。

我们也经常听人说，年纪大了就怕摔跤，很多上了年纪的人摔了一跤就过世了。这种说法其实是有科学依据的。从概念上说，跌倒是指突发、不自主的、非故意的体位改变，人倒在地上或更低的平面上。跌倒是全世界意外或非故意伤害死亡的第二大原因。据不完全统计，每年约有 65 万人死于跌倒，而这些人里老年人占比较大，这意味着老年人跌倒的后果更为严重。研究数据显示,65 岁以上老年人群中，每年发生跌倒者占 1/3，而 80 岁以上老年人群中该比例高达80%。这些跌倒的人中20% ~ 30%由于出现中至重度损伤，造成功能障碍而需要住院，从而进一步增

加死亡风险。一项来自中国疾病检测系统的数据显示，跌倒已成为我国 65 岁以上老年人因伤致死的首位原因。由于受伤到医疗机构就诊的老年人中，一半以上是因为跌倒。此外，跌倒也是老年人发生创伤性骨折的主要原因。

与小朋友容易摔跤的原因不同，成年人跌倒的风险因素多种多样且更为复杂。将这些因素简单概括来说分为内在风险因素和外在风险因素。跌倒的内在风险因素主要包括年龄、跌倒史、肌肉无力、步态和平衡障碍、视力减弱、体位性低血压、慢性疾病（包括关节炎、中风、尿失禁、糖尿病、帕金森病、痴呆等）、害怕跌倒等；跌倒的外在风险因素包括楼梯没有扶手、楼梯设计欠佳、浴室没有抓杆、环境光线昏暗、障碍物和绊倒危害、地面光滑或不平整、服用精神药物、辅助设备的使用不当等。

老年人群跌倒为什么更容易受伤呢？究其原因主要是并发症的发生率高、年龄相关生理改变和功能康复的延迟，由此导致进一步的功能失调和跌倒概率增加。30% ~ 50% 的跌倒仅造成轻微损伤，如擦伤，但 5% ~ 10% 的跌倒可造成严重损伤，如骨折或脑外伤。相关统计数据表明，约 90% 的髋部骨折是由跌倒导致的，而这仅仅是开始。在髋部骨折后 1 年内，约 25% 的患者死亡，76% 的患者出现行动能力下降，50% 的患者出现日常活动能力下降，22% 的患者需要入住养老院。除此之外，跌倒后长期卧床，更容易导致脱水、横纹肌溶解、褥疮和肺炎等并发症的发生。并且，许多有过跌倒经历的老年人还会因害怕跌倒而限制活动，导致身体健康状况进一步下降、社会隔离和抑郁，而这些因素又反过来进一步增加跌倒风险，形成恶性循环。

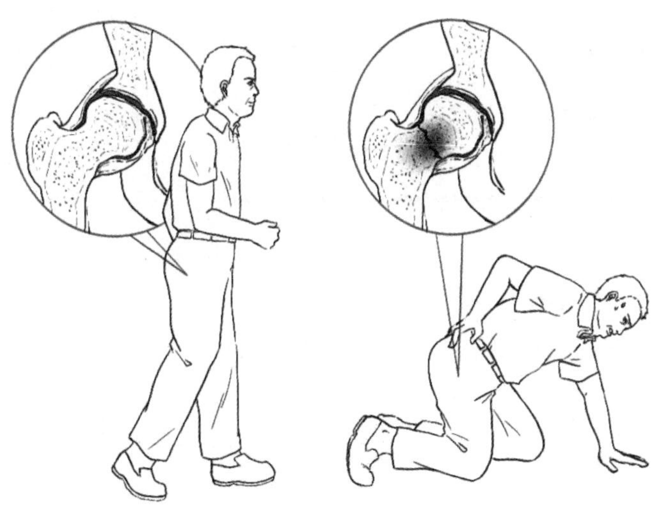

跌倒导致髋部骨折

看到上述种种严重后果，大家是不是觉得很可怕？其实不用太过担心和焦虑，老年人跌倒是可防可控的。预防和干预的前提是对老年人跌倒风险的评估，根据评估结果采取相应的干预措施，才能有效降低老年人跌倒的发生风险，把老年人因跌倒造成的伤害降到最低。

因此，我们想通过本手册向老年人群科普跌倒预防的相关知识，便于老年人群快速评估、及时干预跌倒风险，同时合理选择相关辅助器具，以提升老年人群的整体健康水平。

第二章

跌倒风险评估方法

DI ER ZHANG

DIEDAO FENGXIAN PINGGU FANGFA

怎样才能降低老年人跌倒风险，降低跌倒概率呢？评估非常重要！我们常说，良好的开端是成功的一半，想要更好地预防跌倒，首先要对老年人跌倒风险进行评估，然后根据评估结果采取相应干预措施，才能有效降低老年人跌倒发生率，减轻老年人跌倒的损伤程度。事实上，所有老年人群都需要进行跌倒风险评估，对于有跌倒史的老年人要重点关注。

老年人跌倒风险的评估内容很多，在这里帮大家总结为以下几点：

- 既往病史评估，包括跌倒史、疾病史、用药史等。
- 综合评估，多使用量表评估跌倒的内在风险因素，如莫尔斯（Morse）跌倒风险评估量表。
- 躯体功能评估，包括巴塞尔（Barthel）指数、计时起立行走测试、伯格（Berg）平衡量表、蒂内蒂（Tinetti）

步态和平衡测试量表、功能性伸展测试。

- 环境评估，不良的环境因素会增加跌倒发生风险素，如居家危险因素评估工具。
- 心理评估，心理问题会增加跌倒发生风险，如跌倒效能量表。

是不是感觉有点复杂？别着急，如下挑选了几个相对简明的评估方法供大家参考：

- STEADI 跌倒风险筛查工具包，包括两个可供选择的筛查量表，可对处于跌倒低风险的老年人进行简要的评估。
- 3 种躯体功能评估方法，包括 30 秒坐站测试、计时起立行走测试和四阶段平衡测试。
- Morse 跌倒风险评估量表，这是一种临床常用的综合评估量表，可对处于跌倒高风险的老年人进行全面和详细的评估。

老年人及其家属或陪护可以适当选取评估工具预测跌倒风险，为后期有效干预和防止老年人跌倒打好基础。如下我们一个一个学习。

第一节　STEADI 跌倒风险筛查工具包

STEADI 跌倒风险筛查工具包主要用于针对 65 岁以上老年人进行每年 1 次的跌倒风险筛查，工具包里有 12 条目独立生活问卷（表 1）和 3 个关键问题（表 2）。

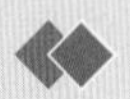

表1　12条目独立生活问卷

评价标准			评分
1	我过去 1 年内有跌倒经历	2	
2	我使用或被建议使用手杖或助行器	2	
3	当我走路时，有时我感到不稳	1	
4	我通过扶着家具在家中走路	1	
5	我担心跌倒	1	
6	我站起来时，需要椅子帮助	1	
7	我迈上路沿有困难	1	
8	我的脚有感觉丧失	1	
9	我上厕所很急	1	
10	我有时吃药感觉头轻或比往常累	1	
11	我吃药辅助睡眠或改善心情	1	
12	我经常感到悲伤或抑郁	1	
结果评定：4 分及以上，有跌倒风险。			

表2　3个关键问题

关键问题		回答
1	站立或行走感到不稳	
2	担心跌倒	
3	过去 1 年内有跌倒经历	
结果评定：若对其中任何 1 个问题的回答为“是”，有跌倒风险。		

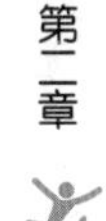

第二节　三种躯体功能评估方法

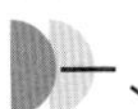

一、30 秒坐站测试

1. 目的：测试下肢肌力和肌耐力。

2. 设备：1 把无扶手且椅背平直的椅子，1 个秒表。

3. 流程：受试者坐在椅子中间；双手交叉放在对侧肩膀上；双脚平放在地面上；背挺直，手臂贴在胸壁上；30 秒计时开始后，嘱受试者从椅子上完全站起，然后坐下，重复坐站动作；30 秒计时结束后完成测试，并记录 30 秒内完成的坐站次数。

4. 结果：低于表 3 中各年龄段平均次数则说明有跌倒风险。

表3　30秒坐站测试次数表

年龄（岁）	男性（个）	女性（个）
60 ~ 64	14	12
65 ~ 69	12	11
70 ~ 74	12	10
75 ~ 79	11	10
80 ~ 84	10	9
85 ~ 89	8	8
90 ~ 94	7	4

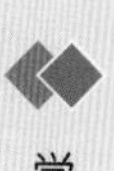

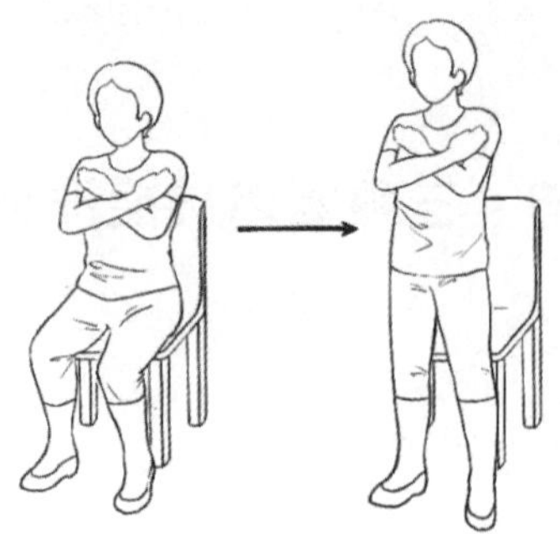

30 秒坐站测试示意图

二、计时起立行走测试

1. 目的：评估移动能力。

2. 设备：1 把带扶手的椅子，1 个秒表。

3. 流程：受试者穿普通鞋子，需要的话可以使用助行器；起始时受试者坐在标准带扶手的椅子上，椅子前的地面上有 1 条 3 米长的直线；当医生或家属发出开始指令后，受试者需要从椅子上站起来，以正常速度向前走 3 米，转身，往回走 3 米，再次坐下；记录受试者完成计时起立行走测试的时间。

4. 结果：若完成时间超过 12 秒，则说明有跌倒风险。

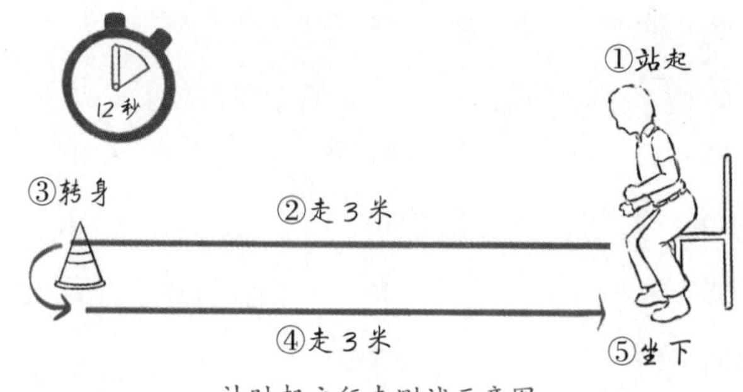

计时起立行走测试示意图

三、四阶段平衡测试

1. 目的：评估静态平衡。

2. 设备：1 个秒表。

3. 流程：受试者需要根据医生或家属的要求完成 4 种站立并保持 10 秒。4 种站立分别是双脚并排靠拢站立、双脚前后靠拢站立、脚跟贴脚尖站立、单脚站立。

4. 结果：如某种站立无法保持 10 秒，则说明跌倒风险增加。

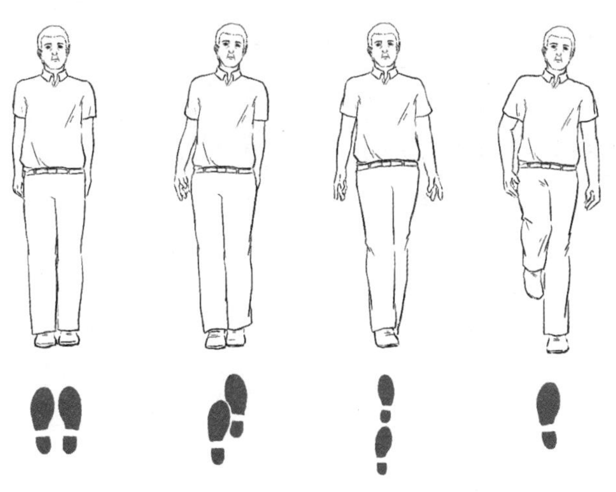

四阶段平衡测试示意图

第三节 Morse 跌倒风险评估量表

该量表对近 3 个月有无跌倒史、超过 1 个医学诊断、接受药

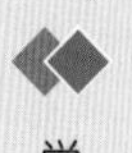

物治疗、使用助行器具、步态和认知状态进行评分（表 4）。总分 125 分，得分越高表明受试老年人发生跌倒的风险越高。评估过程简单，耗时 3 ~ 5 分钟。

表4　Morse跌倒风险评估量表

项目	评估标准		得分（分）
1. 跌倒史	近 3 个月内无跌倒史	0	
	近 3 个月内有跌倒史	25	
2. 超过 1 个医学诊断	没有	0	
	有	15	
3. 行走辅助	不需要 / 完全卧床 / 有专人扶持	0	
	拐杖 / 手杖 / 助行器	15	
	扶家具行走	30	
4. 静脉输液 / 置管 / 使用特殊药物	没有	0	
	有	20	
5. 步态	正常 / 卧床休息 / 轮椅代步	0	
	虚弱乏力	10	
	平衡障碍	20	
6. 认知状态	了解自己的能力，量力而行	0	
	高估自己的能力 / 忘记自己受限制 / 意识障碍 / 躁动不安 / 沟通障碍 / 睡眠障碍	15	
结果评定：小于 25 分为跌倒低风险人群，25 ~ 45 分为跌倒中风险人群，大于 45 分为跌倒高风险人群。			

第三章
多因素干预概述

DI SAN ZHANG
DUOYINSU GANYU GAISHU

在正确评估跌倒风险的基础上，接下来我们就要弄清楚怎样进行科学的干预。在这里我们强调的是多因素干预，因为多项研究结果表明，与常规的护理和干预相比，对存在的跌倒危险因素进行多因素干预可以大大降低跌倒概率，降幅可高达 23%。

那么，什么是多因素干预呢？具体来说包括：①对平衡、步态、力量，以及功能状态进行评估，根据结果推荐家庭或社区运动、门诊或家庭物理治疗或辅助设备；②对环境危害进行评估，根据结果推荐适应性设备及针对性的家庭改造方法；③检查服用的药物，进行处方精简和非药物治疗；④对直立性低血压、视力、足部、认知和心理健康等因素进行评估，并提供相应的干预策略。

总结来说，多因素评估包含了身体功能、家庭环境、药物等方面，而干预包含了运动、家庭环境改造、药物管理、认知训练、睡眠管理、辅助设备推荐等。这些干预内容我们会在下文的

各章节中具体展开介绍，其余补充内容将在此做简单介绍。

第一节　直立性低血压

不知您是否有过这样的经历：久蹲后站起或是猛然从床上爬起来时，会突然出现头晕眼花、眼冒金星、冷汗直流等表现，严重者甚至会晕倒。这种情况很可能是发生了直立性低血压。

什么是直立性低血压呢？临床上对于直立性低血压的定义是：体位改变为直立位 3 分钟内，单纯收缩压下降 > 20 mmHg（1 mmHg=0.133 kPa）、舒张压下降> 10 mmHg或二者兼有，同时伴随头晕、视物模糊、认知障碍、乏力、黑朦或晕厥等症状的综合征。

日常生活中，大部分直立性低血压是良性的，久卧人群容易出现，经过一段时间的锻炼可以基本恢复。但脊髓损伤患者的直立性低血压很难恢复。直立性低血压在老年人群中很常见，与冠状动脉疾病、心肌梗死、中风、跌倒、骨折、交通事故和死亡的高风险密切相关。

值得一提的是，还有一种情况容易被人们忽视，那就是迟发性直立性低血压。这类患者通常很难意识到是由于脑灌注减少而出现相关症状，所以在描述病情时称其为跌倒而不是头晕或晕厥，这样就可能影响医生的诊断，非常容易把跌倒背后真正的原因忽略掉。因此，对于老年人而言，测量和管理直立性低血压非常重要。

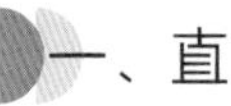

一、直立性低血压的测量

1. 受试者平躺 5 分钟后测量血压、心率，并询问其症状。
2. 受试者站立 1 分钟后测量血压、心率，并询问其症状。
3. 受试者站立 3 分钟后测量血压、心率，并询问其症状。
4. 记录 3 次测量结果于表 5 中。

表5　血压测量结果记录表

体位	时间	血压（mmHg）	心率（次 / 分）	症状
平躺	5 分钟			
站立	1 分钟			
站立	3 分钟			
结果判定：若收缩压（平躺）– 收缩压（站立 3 分钟）> 20 mmHg 或舒张压（平躺）– 舒张压（站立 3 分钟）> 10 mmHg，则表示存在直立性低血压。				

二、直立性低血压的管理

我们一直强调对于直立性低血压进行管理的原因非常简单，最终目标是减少症状和改善站立时间、身体功能和活动。通常我们建议在日常生活中注意饮食调节，避免高温环境等诱因，避免大量摄入富含碳水化合物的食物。有些口服药物也需要特别关注，例如 β 受体阻滞剂、噻嗪类药物、硝酸盐类神经抑制剂和多巴胺类药物。同时，我们也鼓励采取个性化的体育锻炼方案，尽可能减少直立运动，比如可以选择划船机、游泳和健身自行车

等运动，在生理上及时纠正贫血症、甲状腺疾病、维生素 D 和维生素 B_{12} 缺乏。再给大家提个小小的建议：老年人群可以自己或者在家人的帮助下养成在家测量并记录血压的习惯。

具体应该如何操作呢？一般来说，直立性低血压的管理主要采取药物和非药物两种措施。药物措施应在医生指导下充分结合个人情况选择合适的药物，这里主要介绍非药物措施。

（一）补充水分和盐

水是生命之源，水分占成年人机体的60%～80%。无论是平时还是生病的时候，医生和健康科普达人们都会鼓励大家适当多饮水，保证一定的饮水量以帮助促进身体新陈代谢，辅助消化吸收。多饮水的好处还有很多，在这里就不逐一枚举了。

你知道吗？饮水还是一种简单、有效的改善血压的方法。快速饮水0.5升可在5～15分钟内快速升高血压。所以，对于不明原因晕厥患者，有医生建议以补充水分为目的，每天除喝水外，依靠外界食物进行水分摄取补充2～2.5升的水分或许可以帮助纠正低血压。此外，不明原因晕厥患者补充盐也可以显著改善血压、直立耐受和压力感受器敏感性。通常建议每天补充4～5克钠盐。值得注意的是，心力衰竭和慢性肾脏疾病等液体受限患者，需要考虑保持良好的平衡，水分和钠盐的摄入量要遵循医嘱。

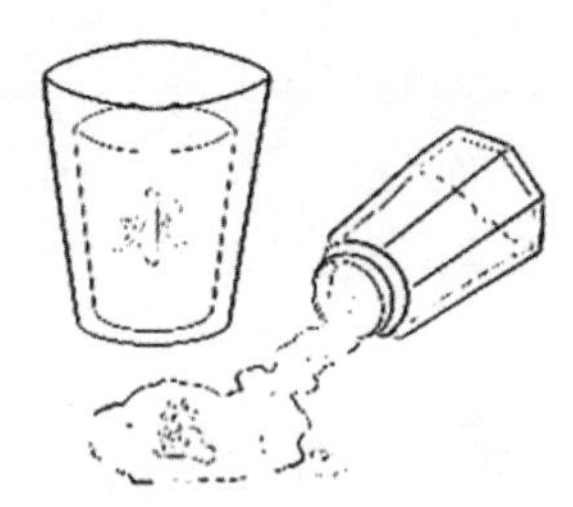

补充水分和盐

（二）体育锻炼

下蹲、双腿交叉等腿部练习能有效减轻下半身的血液淤积，并将血液向上排入心脏，增加静脉回流，改善血压。

温馨提示：有平衡问题者进行锻炼时应该谨慎，要注意防护。

（三）弹力疗法

弹力疗法包括佩戴腹带、过膝袜、连裤袜和弹力长袜，基本原理是减少静脉血液在下肢的汇集，以增加静脉血液回流和心脏血液输出。弹力疗法对血压无明显影响，但可以轻微缓解症状。

（四）睡觉时抬高头部

建议夜间睡觉时抬高头部 15 ~ 23 厘米或倾斜整张床睡觉。

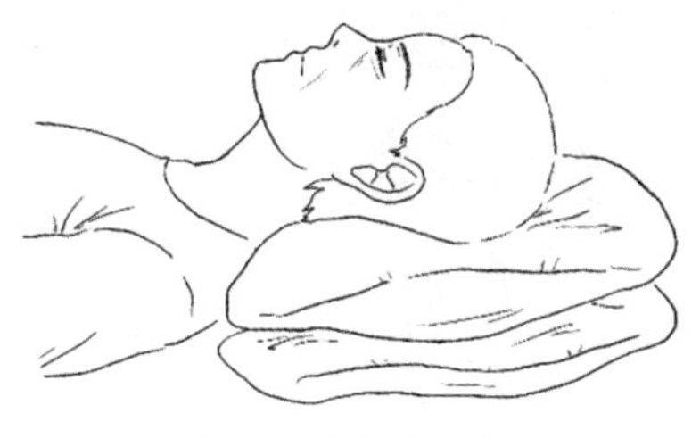

使用枕头抬高头部

第二节　视力问题

视力在平衡控制中也发挥着重要作用，从而影响跌倒的发生率。有一项经典的试验研究发现，正常年轻人能对环境的改变立刻做出身体反应，这是视觉信息在平衡控制中发挥重要作用的体现。众所周知，视力会随着年龄的增长而逐渐退化。因此，不难想象，老年人群的视觉功能退化与跌倒之间存在高度相关性。我

们对于视力问题的评估和干预建议如下：

- 对于65岁以上的老年人，建议每1～2年进行1次视力检查，一旦出现新发现的视力缺陷建议及时转诊，向专业人士寻求干预措施和建议。
- 对于佩戴多焦点镜片并经常外出的平衡障碍人群，推荐在户外使用单光眼镜镜片。
- 建议有白内障手术指征的老年人进行白内障手术。

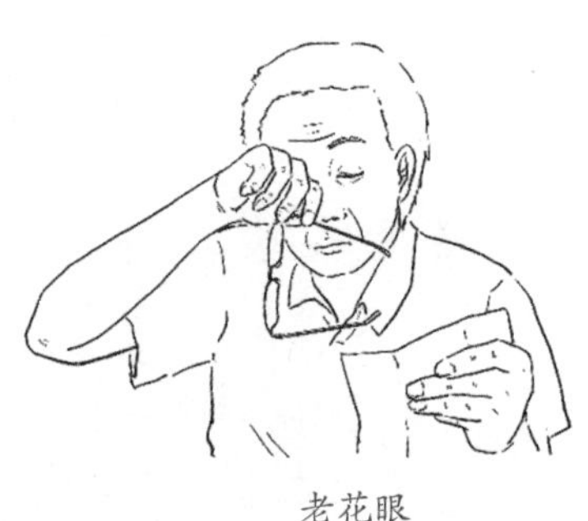

老花眼

第三节　心血管问题

心血管相关问题和疾病在老年人群中非常常见，例如心律失常、血脂异常、既往急性心肌梗死、全身动脉高压、心力衰竭等，这些问题本身很大程度上会增加跌倒风险。有研究称，至少占有4种风险因素人群的跌倒风险是普通人群的1.6倍。此外，治疗某些疾病产生的不良反应或疾病的并发症会导致跌倒风险进一步升高。因此，除了对于心血管原发病的治疗外，对于心血管问题的评估和干预建议如下：

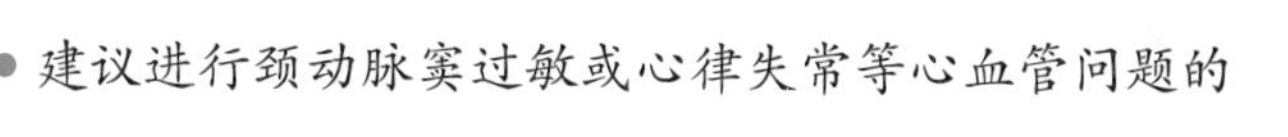

● 建议进行颈动脉窦过敏或心律失常等心血管问题的评估和干预。

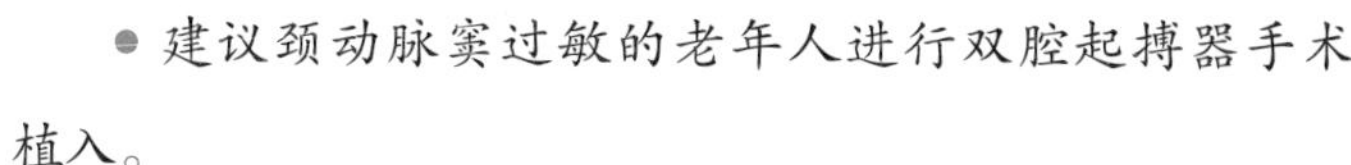

● 建议颈动脉窦过敏的老年人进行双腔起搏器手术植入。

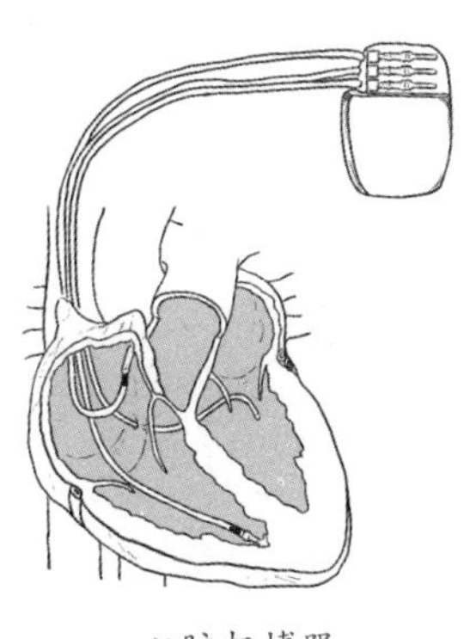

心脏起搏器

第四节　损伤预防

跌倒后损伤是跌倒的最大危害所在，尤其是对于老年人群来说，骨质疏松和某些不恰当的辅具会加重跌倒后损伤的严重程度。因此，对于损伤预防的评估和干预建议如下：

● 建议既往有轻微创伤后脊椎或髋部骨折的患者接受骨质疏松症相关药物治疗。

● 建议65岁及以上或有骨质疏松症危险因素但既往没有骨折的女性接受骨密度测试。

● 目前暂无高质量的临床证据证明髋部保护器预防社区居家老年人群跌倒后损伤的有效性，因此不建议使用髋部保护器。

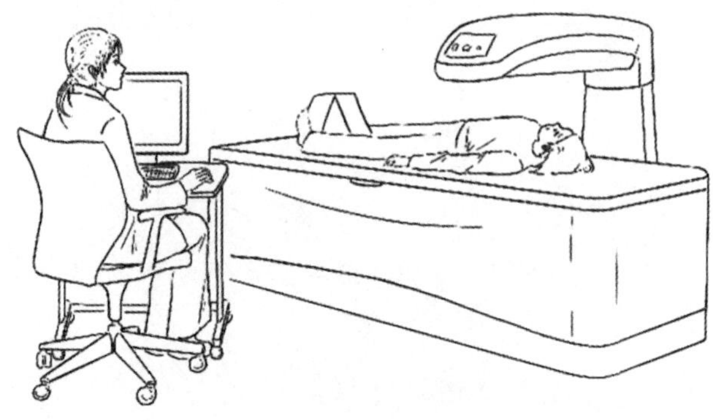

骨密度测试

第四章

居家运动

DI SI ZHANG

JUJIA YUNDONG

人体像是一台精密的机器，在活动过程中想要维持正确的姿势，不东倒西歪，很大程度上与人体的姿势稳定性和平衡能力相关。而这两个能力主要是通过感觉和神经肌肉系统的协同工作实现的，一旦这两个能力受到影响就会导致跌倒。

所谓参与平衡和姿势稳定的感觉，主要依赖于精确的视觉、良好的前庭觉和优秀的本体感觉，这三者相辅相成，缺一不可。三种感觉信息在大脑中进行整合，随后大脑进一步发出指令至神经肌肉系统，使得身体各部分肌肉协调工作，从而实现姿势的稳定和平衡。

所以说，探讨如何预防跌倒，也可以理解为探讨如何提高姿势稳定性和平衡能力。我们如今常常听到这样一句话："运动是良医，运动是良药。"对于如何解决跌倒问题，相较于药物而言，运动无疑是我们力推的既经济又健康的一剂良药。

对于老年人来说，长期规律的居家运动是非常有效的干预措施，而且居家锻炼经济实惠，只要选择合适的运动形式也可以事半功倍。目前研究证实有效的运动形式包括力量训练、平衡训练、步态训练等，这些运动可以提高下肢的肌肉力量、刺激各种感觉、提高肌腱韧带的强度、增加关节的稳定性、改善协调能力等。

本章分为五节，第一节为“坐站运动”，是本章推荐的所有居家运动中最基础的运动，主要适用于坐站活动表现欠佳或想要锻炼下肢肌力、肌耐力、身体平衡和协调能力的居家老年人群。第二至五节推荐了 4 种成套的经过临床试验证实对居家老年人预防跌倒有效的运动方法，分别为“巴内特运动”“奥塔戈运动”“足踝运动”和“太极拳运动”。您可以按需选择，通过尝试和比较，选择 1 种或多种适合自己的运动方法。同时，我们在每一节里都会给出具体的运动强度、时间、频率，希望读者能循序渐进地提高运动水平，最终达到这些指标。最后，我们想要告诉大家的是运动带来的益处并不会立竿见影，只有将运动作为一种生活习惯，才是对健康的最大保障。

当然，居家运动的前提是要能够保证自身安全。如果您存在下列居家运动禁忌证，请不要擅自进行居家运动。如果想要通过运动来降低跌倒风险，可以向医生说明情况，由医生综合考量你的身体情况，权衡运动的益处和潜在风险，制订个性化的运动处方。

如下为大家罗列居家运动的常见禁忌证：①严重认知损伤，不能理解训练目的和所需技能；②骨折、脱位未愈者或严重骨质疏松、骨折风险高者；③严重疼痛或肌力、肌张力异常；④各种疾病急性发作期或进展期；⑤心血管功能不稳定；⑥肢体功能障碍而不能完成预定运动强度和运动量；⑦感知、认知功能障碍；⑧局部存在炎症或肿胀；⑨局部存在疼痛，在训练中及训练后 24 小时内有严重关节或肌肉疼痛出现时，训练应终止或减量。

第一节　坐站运动

对于老年人群来说，能够从椅子上站起来（例如能从椅子、马桶或床上起身以从事其他活动）对于独立生活至关重要。坐站活动需要足够的肌肉力量和协调能力来克服重力，然而随着年龄的增长，肌肉力量的下降速度加快。有研究表明，40 岁以后，男性每年丢失的相对肌力为 1.3%～3.1%，女性为 1.4%～2.3%。由此可见，坐站训练的重要性不言而喻。

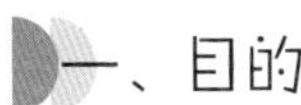

一、目的

针对性地开展坐站训练，加强下肢的肌肉力量和协调能力，以更好地完成坐站活动，满足日常生活的需求。

二、步骤

1. 坐在稳定的椅子上，膝盖弯曲，双脚平放在地板上，与肩同宽。

2. 双手轻放在身体两侧的座位上，背部和颈部保持挺直，胸部稍微向前。

3. 慢慢吸气，身体前倾，感觉重心慢慢移动至脚的前部。

4. 呼气，慢慢站起来，尽量减少手的辅助。

5. 保持站立稳定后，通过一次平静呼吸进行调整。

6. 吸气并慢慢坐下，有控制地坐到椅子上，不要让自己倒在椅子上。

7. 通过一次平静呼吸进行调整。

以上为一次训练的全部动作。

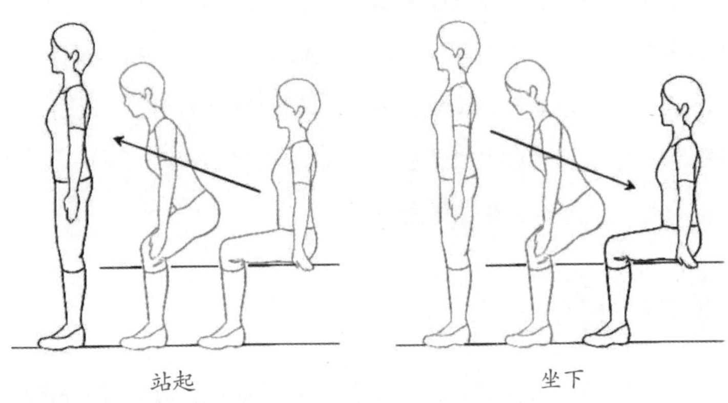

三、注意事项

感觉训练变得轻松容易时，可以尝试在保证安全的情况下，不借助手完成训练。

四、训练参数

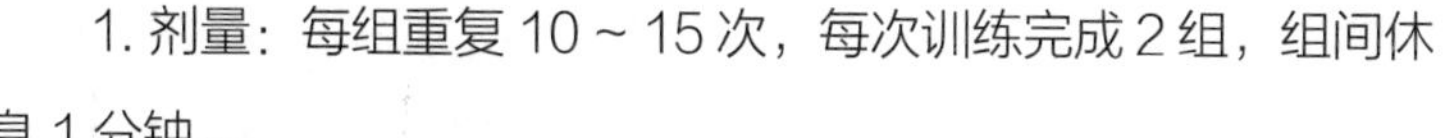

1. 剂量：每组重复 10 ~ 15 次，每次训练完成 2 组，组间休息 1 分钟。

2. 时间：12 ~ 16 分钟。

3. 频率：建议每天开展。

第二节　巴内特运动

巴内特运动由巴内特等治疗师首创，包括一系列从肩关节至踝关节的活动、力量训练和拉伸训练。这套运动分为两个阶段，第一阶段适合所有老年人群，第二阶段适合功能较好的老年人群。日常训练中可以从第一阶段做起，在个人的力量和能力有所提升后，逐步开展第二阶段训练。在运动过程中还可以根据个人喜好配合舒缓的音乐进行放松。

研究证实，巴内特运动能够改善平衡能力、协调能力、肌肉力量、反应时间和心肺功能，而且对于场地和器械要求较少，尤其适合老年人群居家开展。此外，巴内特运动也可以在社区中以小组的形式开展。研究表明，进行 1 年的巴内特运动，能够降低约 40% 的跌倒风险和 33% 的跌倒后相关损伤发生风险。

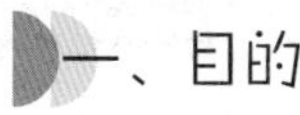

一、目的

多方面解决跌倒风险因素，包括平衡、协调、力量、反应时

间和心肺功能。

二、步骤

（一）第一阶段

1. 热身运动

（1）用鼻子深吸气，伸展手臂高过头顶。

（2）放下手臂并吐气。

剂量：重复 6 次。

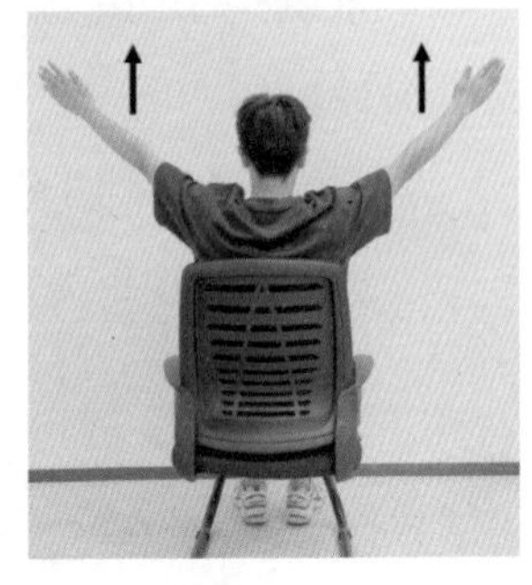

热身运动

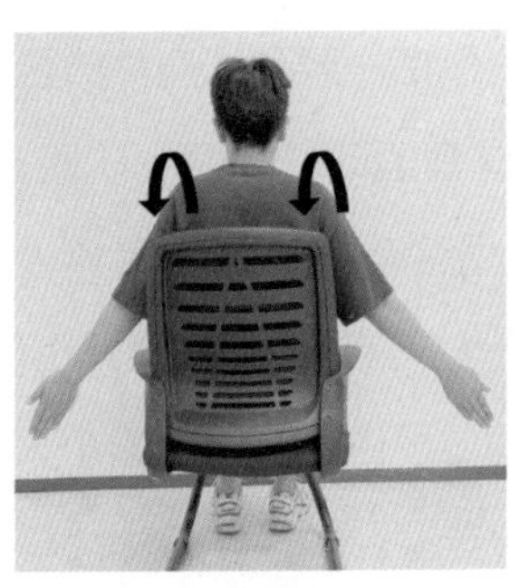

肩膀画圈

2. 肩膀画圈

（1）缓慢向上、后、下转动肩膀。

（2）接着反方向，向上、前、下转动肩膀。

剂量：重复 6 次。

3. 原地踏步：双手扶住椅子保持平衡，进行原地踏步，尝试抬高膝盖。

剂量：两条腿交替抬起，各 10 次。

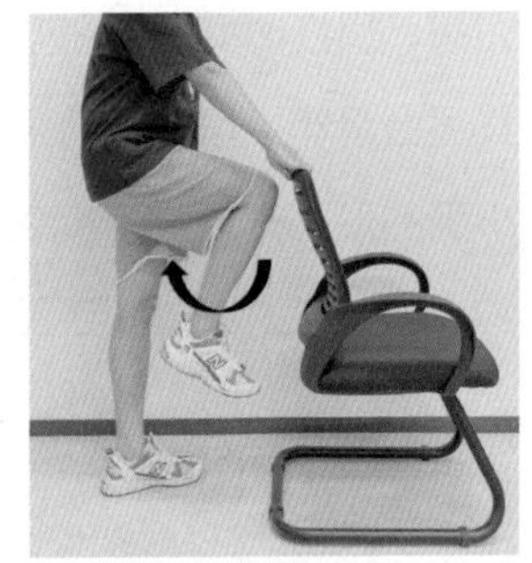

原地踏步

4. 踝关节运动

（1）手扶椅子，双脚脚跟离地，踮脚保持 5 秒。

（2）缓慢放下，直到脚跟重新接触地面，缓慢地将脚尖抬离地面，勾脚保持 5 秒。

剂量：重复 6 次。

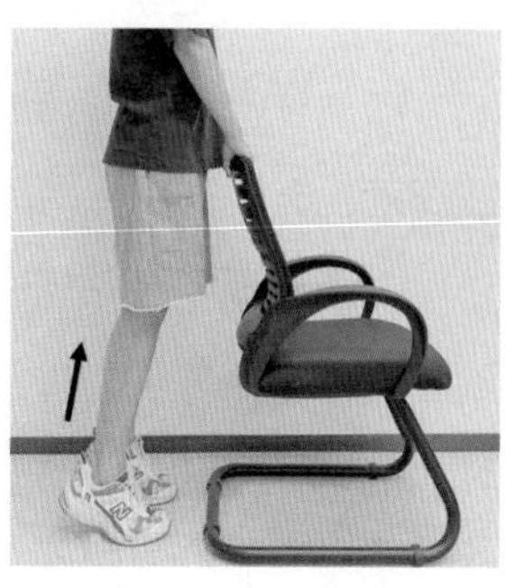

踝关节运动

5. 膝关节运动

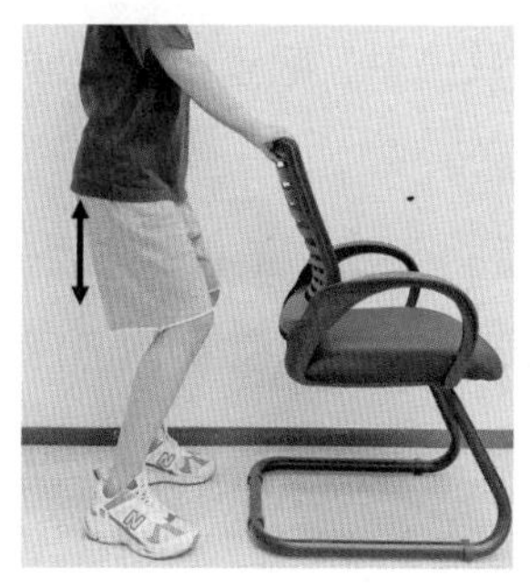

膝关节运动

（1）手扶椅子，放松膝关节，背挺直站立。

（2）保持膝盖不超过脚尖，缓慢下蹲，弯曲膝关节。

（3）缓慢起身，伸直膝关节，回到原位。

剂量：重复 6 次。

6. 坐站运动

（1）坐在稳定的椅子上，不借助手的力量站起。

（2）保持站立稳定后，缓慢坐下，回到坐位，记为 1 次。

剂量：重复 6 次。

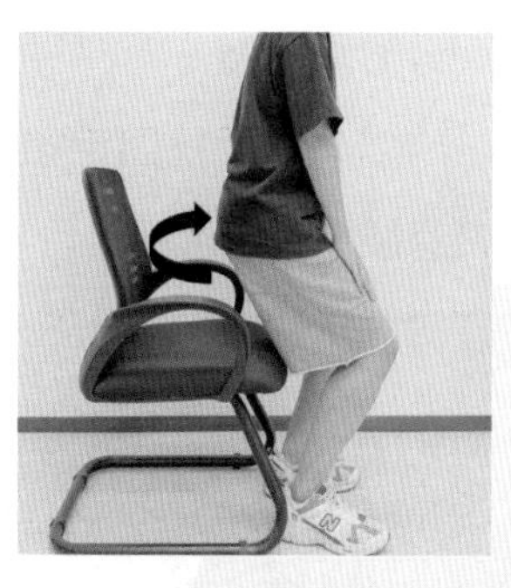

坐站运动

7. 小腿拉伸运动 1

（1）手扶椅子，呈弓箭步，左腿在前，右腿在后，两脚脚尖朝前。

（2）缓慢弯曲左腿膝关节，感到右侧小腿后侧的拉伸感后保持 10 秒，记为 1 次。

剂量：交替重复 6 次。

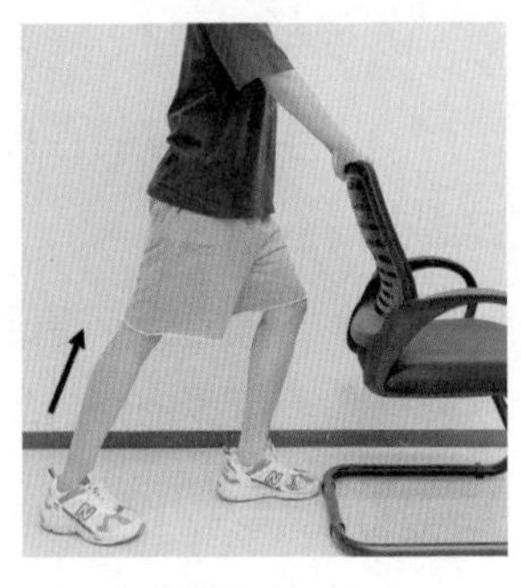
小腿拉伸运动 1

8. 小腿拉伸运动 2

（1）手扶椅子，回到小腿拉伸运动 1 的姿势。

（2）感到小腿后侧的拉伸感后，保持后侧脚跟离地，并微微弯曲后侧腿的膝关节，同样保持 10 秒，记为 1 次。

剂量：交替完成 6 次。

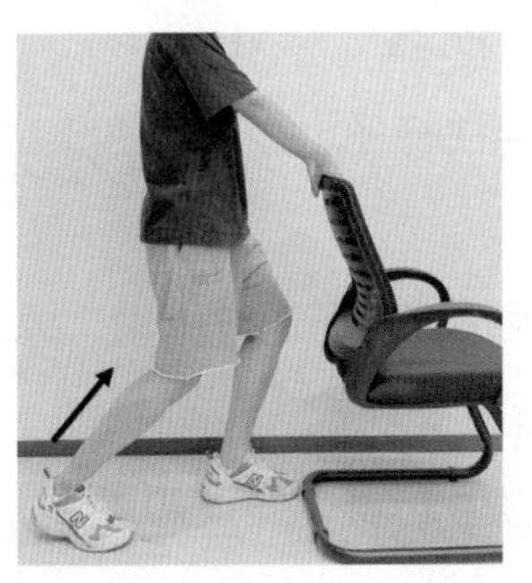
小腿拉伸运动 2

（二）第二阶段

1. 侧抬腿

（1）左手扶固定物体，右手自然叉腰，保持上身挺直，目视前方，双脚分开站立与肩同宽。

（2）右腿做侧抬腿动作，躯干保持稳定，不要倾斜，抬腿至最高点保持 5 秒，记为 1 次。

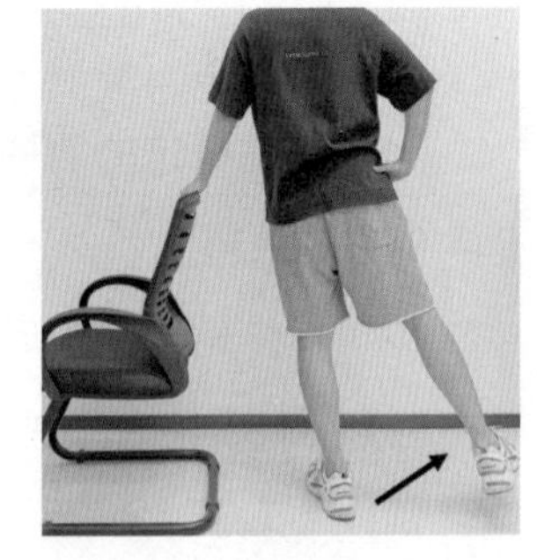
侧抬腿

（3）缓慢放下，回到起始站立位。

剂量：右腿完成 6 次后，换左腿同样完成 6 次。

2. 踝关节绕环

（1）坐在稳定的椅子上，取自然坐位，抬起右腿，可以用双手辅助，尽可能将腿抬起至与地面平行。

（2）顺时针活动踝关节，想象用脚尖在空中画圈。

剂量：右腿完成顺时针 6 圈，逆时针 6 圈后，换左腿同样完成 6 次。

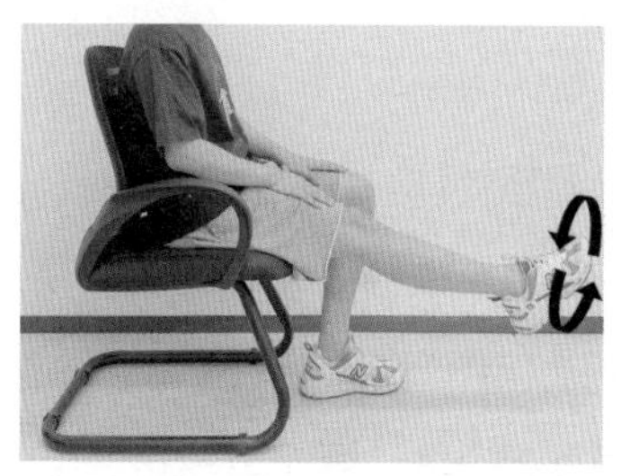

踝关节绕环

3. 后抬腿

（1）左手扶固定物体，右手自然叉腰，保持上身挺直，目视前方，双脚分开站立与肩同宽。

（2）右腿向后抬起，躯干保持稳定，不要倾斜，抬腿至最高点保持 5 秒，视为 1 次。

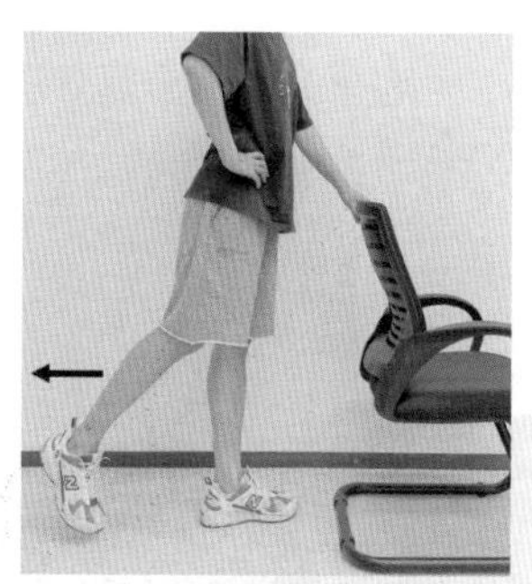

后抬腿

（3）缓慢放下，回到起始站立位。

剂量：右腿完成 6 次后，换左腿同样完成 6 次。

4. 坐位划船

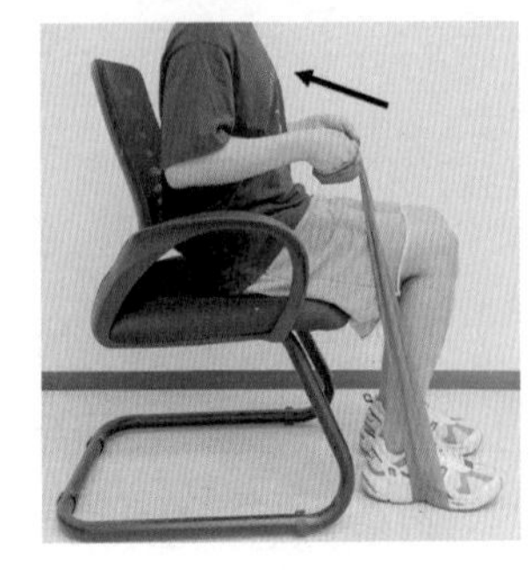
坐位划船

（1）坐在稳定的椅子上，自然坐位，使用1根约1.5米长的弹力带，双脚并拢，踩住弹力带，双手握住弹力带，保持上身挺直，目视前方。

（2）双手同时向后伸展，想象在划船。

（3）缓慢回到起始位置，记为1次。

剂量：重复6次。

5. 立位屈臂

（1）左手扶一固定物体，保持上身挺直，目视前方，双脚分开站立与肩同宽，使用1根约1米长的弹力带，使用右脚固定住弹力带，右手握住弹力带，自然放松于身体一侧。

（2）保持右臂靠近身体，缓慢弯曲右臂至末端，保持5秒。

（3）保持右臂靠近身体，缓慢伸直手臂，回到起始位置，记为1次。

剂量：右侧重复6次后，换左侧同样重复6次。

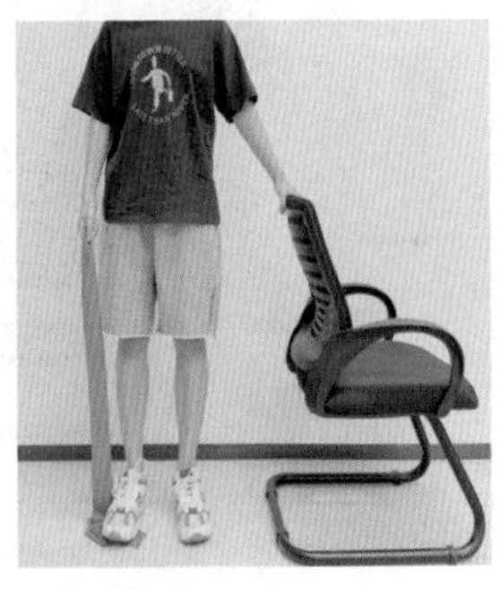

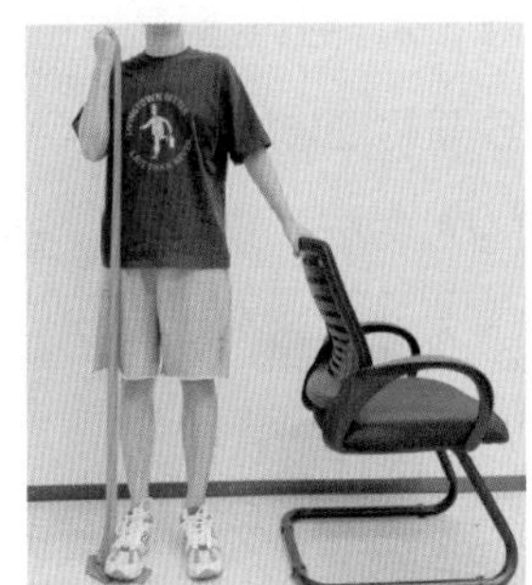
立位屈臂

6. 蚌式运动

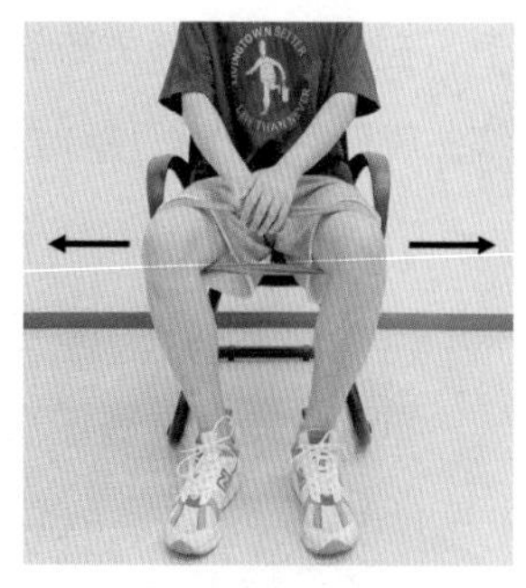

蚌式运动

（1）坐在稳定的椅子上，取自然坐位，保持上身挺直，使用 1 根约 1 米长的弹力带，环绕并固定在大腿上。

（2）双脚保持在原地，双膝同时向外打开，想象自己的下肢如蚌在开合，打开至末端，保持 5 秒。

（3）缓慢回到起始位置，记为 1 次。

剂量：重复 6 次。

7. 踝泵运动

（1）坐在稳定的椅子上，保持上身挺直，左腿自然放在地上，右腿抬起，膝关节稍弯曲，勾起脚背，使用 1 根约 1.5 米长的弹力带绕过脚底，双手握住弹力带。

（2）右足尖缓慢下压至末端，保持 5 秒。

（3）缓慢回到起始位置，记为 1 次。

剂量：右侧重复 6 次后，换左侧同样重复 6 次。

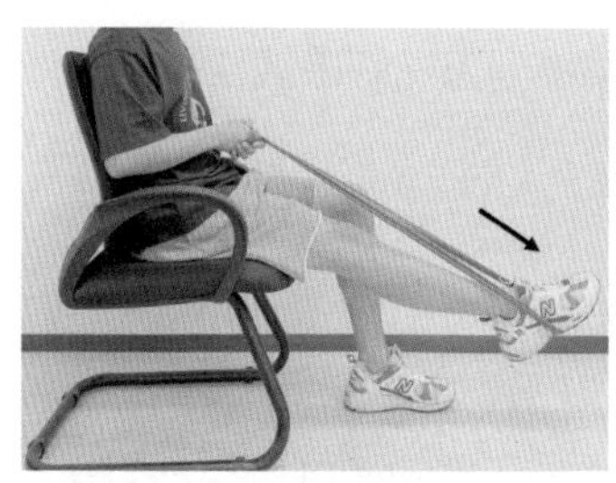

踝泵运动

8. 坐位伸腿

（1）坐在稳定的椅子上，保持上身挺直，左腿自然放在地上，右腿抬起，膝关节弯曲至 90°，使用 1 根约 1 米长的弹力带绕过脚底，双手握住弹力带。

（2）缓慢下放右腿至地面，保持 5 秒。

（3）缓慢回到起始位置，记为 1 次。

剂量：右侧重复 6 次后，换左侧同样重复 6 次。

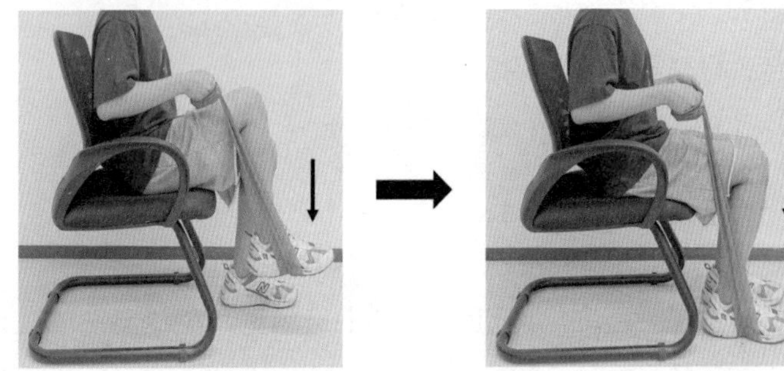

坐位伸腿

三、注意事项

①穿着舒适衣服和鞋子进行运动；②运动前后适当饮水；③缓慢完成上述所有动作；④如果感到疼痛，立即停止运动，并寻求帮助；⑤如果感到无法呼吸或头晕，立即停止运动，休息并寻求帮助。

四、训练参数

1. 时间：每个运动之间休息 1 分钟左右，共 1 小时。

2. 频率：每周 1 次。

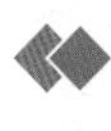

第三节　奥塔戈运动

奥塔戈运动是由来自新西兰奥塔戈地区的学者研发的居家训练计划，现已在全球范围内被广泛使用。作为防跌倒训练计划，这套运动可以根据个人不同的情况和需求进行个性化定制，循序渐进逐步增加难度。奥塔戈运动项目包括两部分，第一部分包括热身运动、肌力训练和平衡训练，第二部分为步行计划。这项运动计划的主要特点是简单、便于居家开展、经济实惠和适用于老年人群。虽然看上去平平无奇，没有任何高难度、高水平的动作，但是大量试验研究证实它非常有效。与没有参加此运动计划的人群相比，开展奥塔戈运动 1 年后人群的跌倒率下降了 35%，而且该运动计划尤其适合 80 岁及以上的老年人群在居家时开展。

一、适应证

能够在住宅附近走动，能够理解动作，但肌力、肌耐力、平衡、协调、步行能力欠佳或有跌倒风险的社区居家老年人群。

二、目的

通过简单、易于实施、经济实惠的家庭运动计划提高力量和平衡能力。

三、步骤

（一）第一阶段：热身运动

1. 头部运动

（1）站立位，目视前方，两手相握，自然放于腹前。

（2）缓慢使头最大限度向左转向，回归原位，记作 1 次。

剂量：同样地向右转，交替重复 5 次。

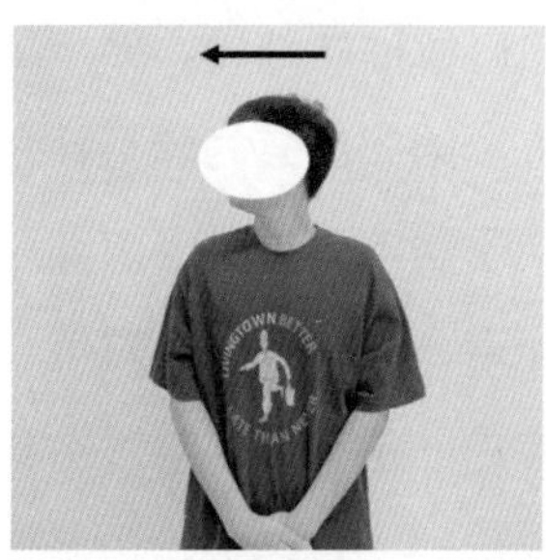

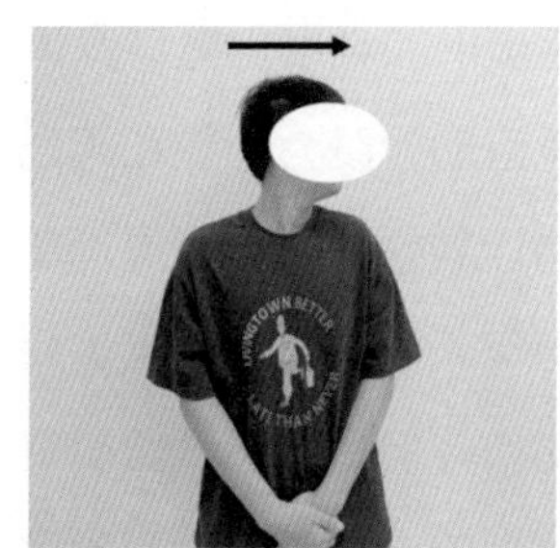

头部运动

2. 颈部运动

（1）站立位，目视前方，颈部放松，两手自然放于体侧。

（2）将一手放于下颌，尽量向后推，使颈部仰伸，想象在挤出自己的双下巴，缓慢放松，回归原位，记作 1 次。

剂量：重复 5 次。

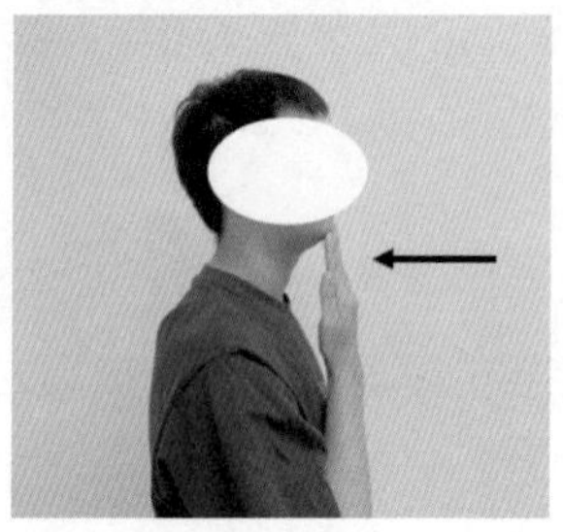

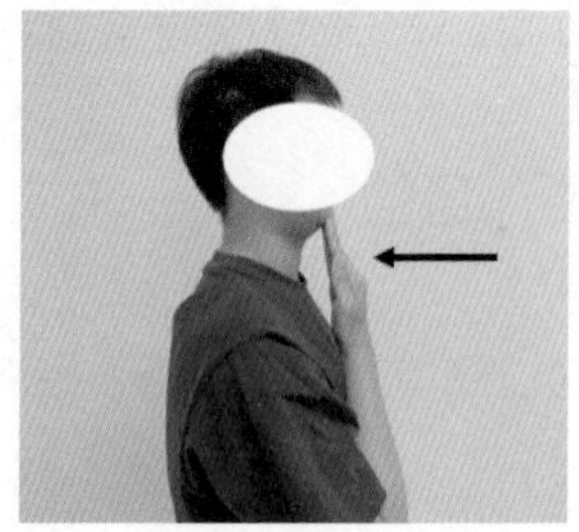

颈部运动

3. 身体伸展

（1）站立位，双脚分开与肩同宽。

（2）双手扶持腰部，缓慢吸气，并使身体缓慢地尽可能后仰。

（3）慢慢吐气，回归原位，记作1次。

剂量：重复5次。

身体伸展

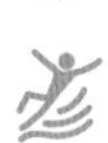

4. 身体旋转

（1）站立位，两脚稍分开，双手叉腰。

（2）缓慢地将躯干向左、右分别转1次。

剂量：重复5次。

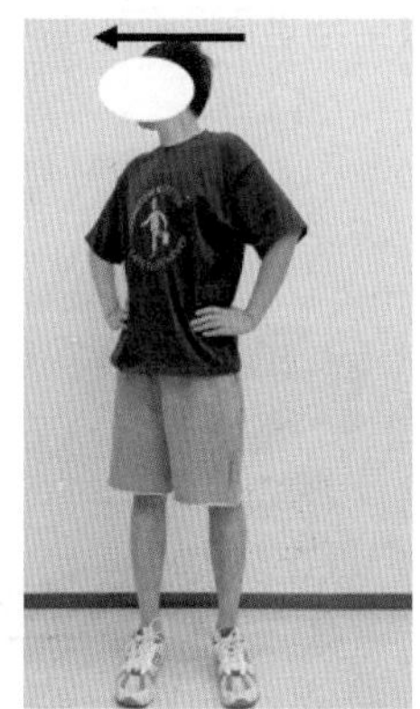

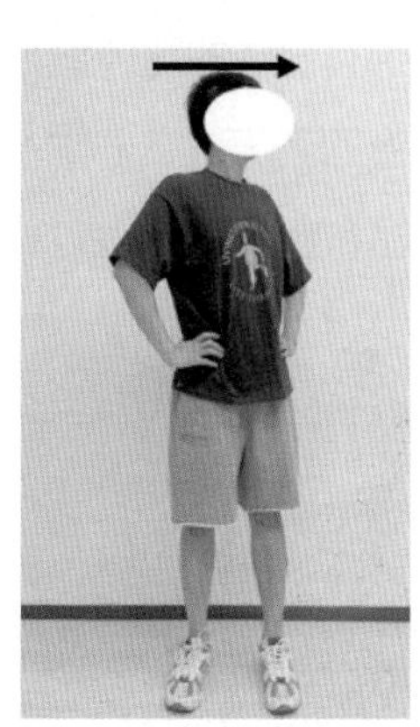

身体旋转

5. 踝部运动

（1）取站立或者坐位，一腿伸直。

（2）脚尖尽量向上勾起，然后脚背尽量向下压，记作1次。

剂量：双脚各重复10次。

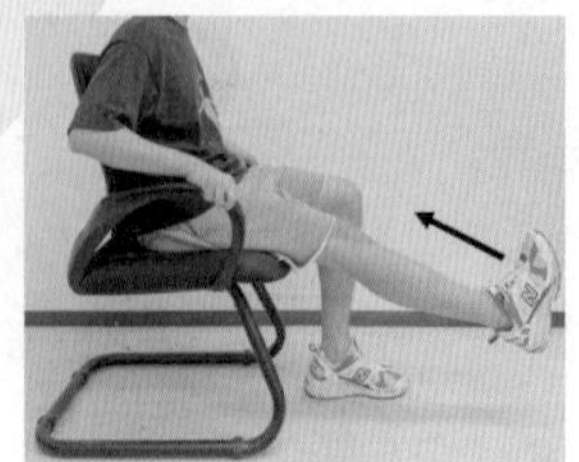
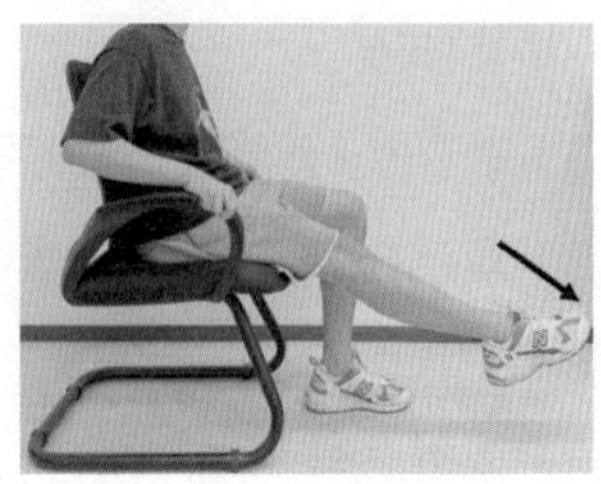

踝部运动

（二）第二阶段：肌力训练

1. 坐位踢腿

（1）坐位，将负重袋捆绑在一条腿的踝关节上方，身体自然放松靠在椅背上，前臂搭于椅子扶手上，两脚微分开，小腿与地面垂直。

（2）将绑有沙袋的腿伸直，直至与地面平行，保持 5 秒。

（3）缓慢回到原位，记作 1 次。

剂量：左右腿各重复 10 次。

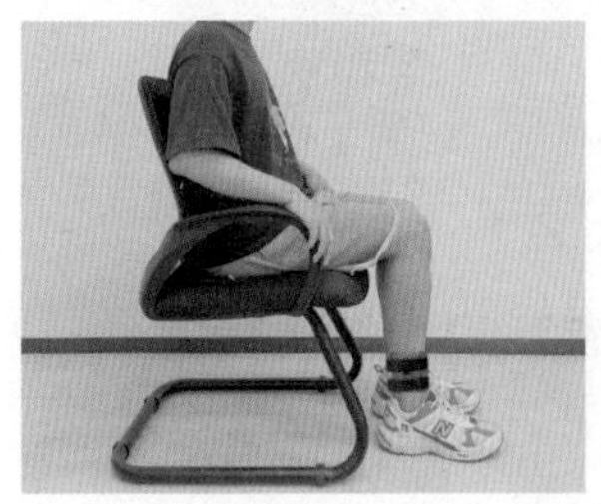
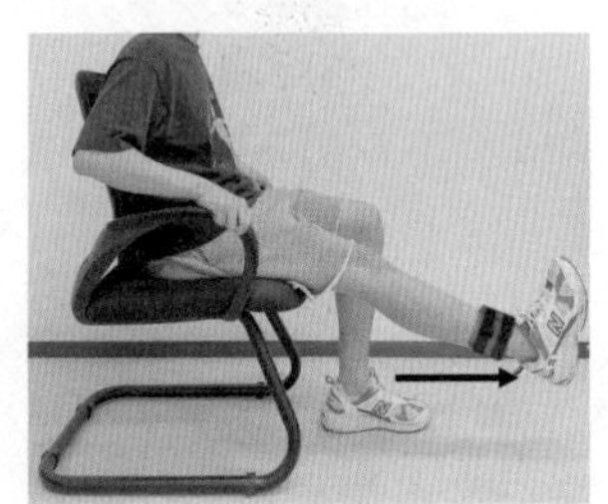

坐位踢腿

2. 站立勾腿

（1）站立位，将负重袋捆绑在一条腿的脚踝处，双手扶住稳定的物体，如扶手、栏杆、桌子等。

（2）将该腿尽力地向后屈曲，在末端保持 5 秒。

（3）缓慢回到原位，记作 1 次。

剂量：左右腿各重复 10 次。

3. 侧抬腿

（1）将负重袋捆绑在一条腿的脚踝处，侧对一辅助工具，如扶手、栏杆、桌子等，单手扶住该物体保持平衡，保持腿部伸直，脚尖朝前。

（2）保持上身挺直，缓慢侧抬腿。

（3）缓慢放下，回到原位，记作 1 次。

剂量：左右侧各重复 10 次。

4. 站立踮脚

（1）站立位，目视前方，两脚分开与肩同宽，面向一辅助工具，如扶手、栏杆、桌子等，单手扶住该物体保持平衡。

（2）尽力抬起脚跟，踮脚。

（3）保持上身挺直，回到原位，记作 1 次。

剂量：重复 10 次，休息 1 分钟，再重复 10 次。

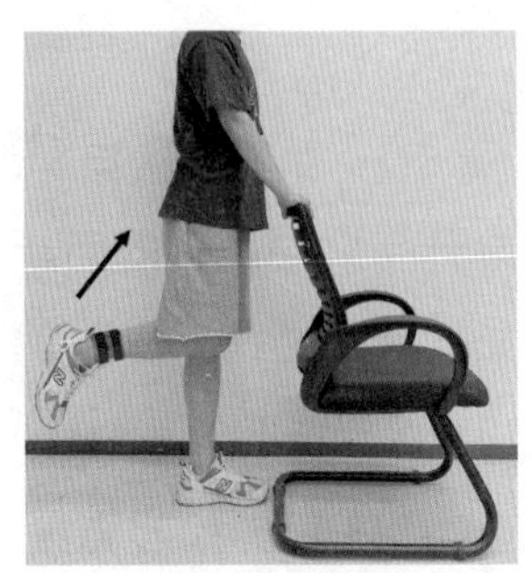
站立勾腿

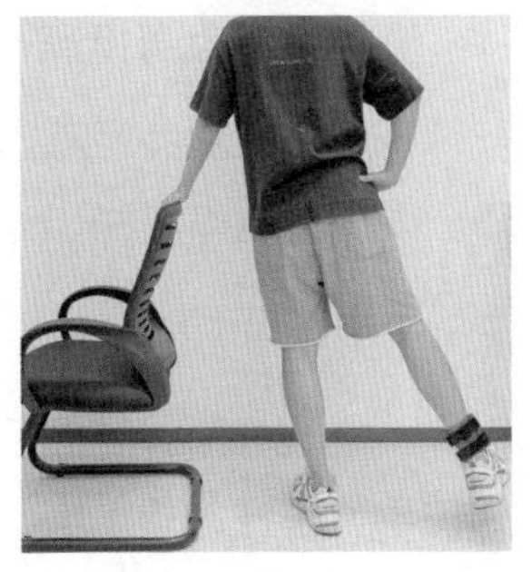
侧抬腿

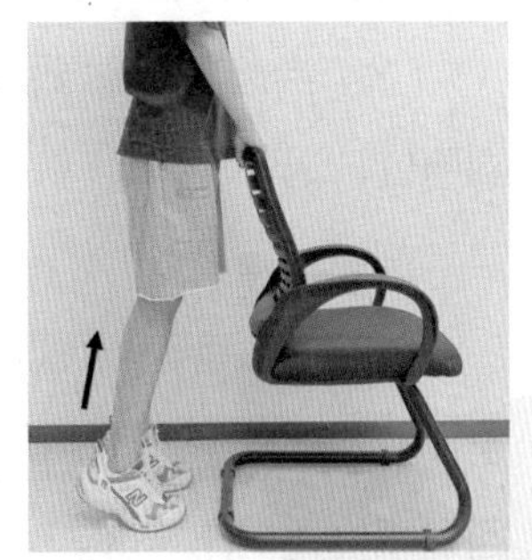
站立踮脚

5. 站立勾脚

（1）站立位，目视前方，两脚分开与肩同宽，面向一辅助工具，如扶手、栏杆、桌子等，单手扶住该物体保持平衡。

（2）尽力抬起脚尖，重量集中于脚跟。

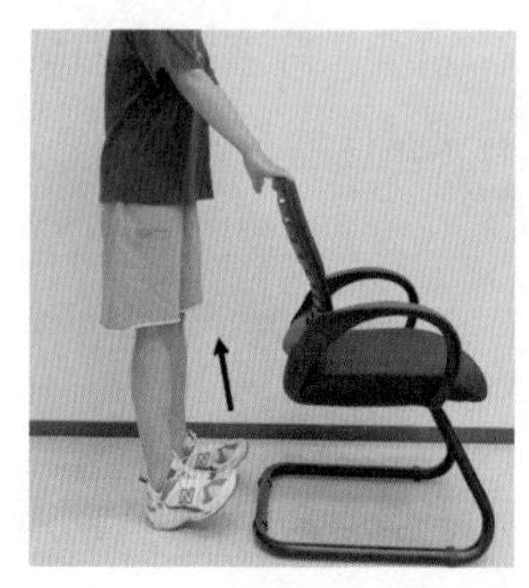
站立勾脚

（3）保持上身挺直，缓慢放下脚尖，回到原位，记作 1 次。

剂量：重复 10 次，休息 1 分钟，再重复 10 次。

（三）第三阶段：平衡训练

1. 扶物下蹲

（1）站立位，面向一辅助工具，如扶手、栏杆、桌子等，双手叉腰，双脚分开与肩同宽。

（2）弯曲双膝，尽量使双膝最前端不超过脚尖。

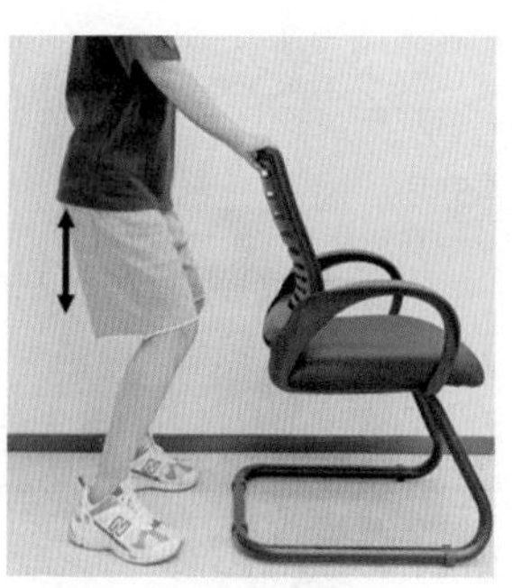
扶物下蹲

（3）当感觉脚跟要抬起时，回到原位，记作 1 次。

剂量：重复 10 次。

2. 倒走：两眼平视前方，倒退走 10 步，转身，再倒退走 10 步，回到原位，记作 1 次。

剂量：重复 2 次。

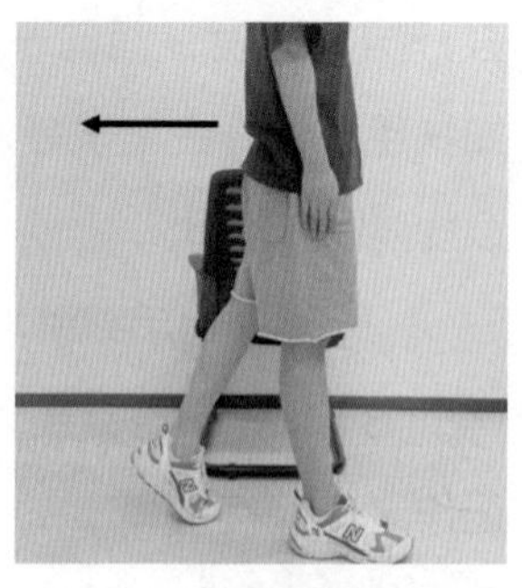
倒走

3. “8”字走：以舒适的步速，自某处出发，按顺时针方向行走，走1圈后回到原点，再按逆时针方向行走，使行走路线呈“8”字形，记作1次。

剂量：重复2次。

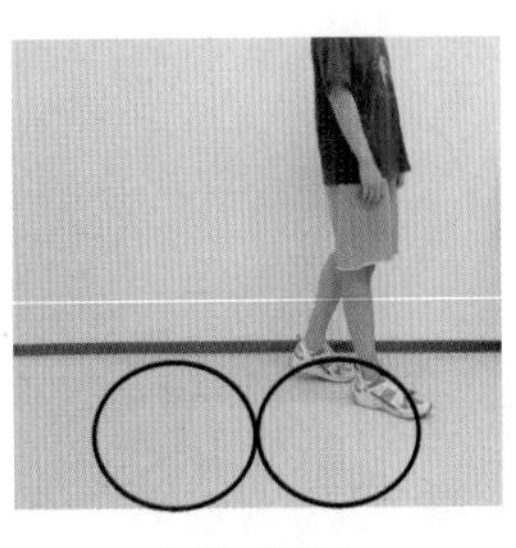
“8”字走

4. 侧走：站立位，双手叉腰，向右方侧步走10步，之后向左方侧步走10步，回到原位，记作1次。

剂量：重复2次。

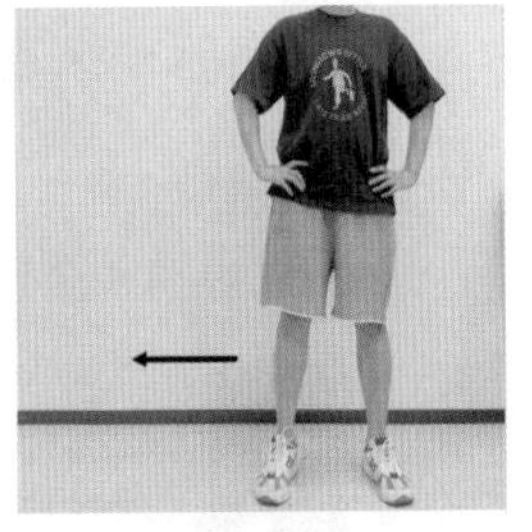
侧走

5. 脚尖—脚跟站立

（1）站立位，一手扶着辅助工具，目视前方，一脚在前，一脚在后，脚尖对脚跟呈一条直线站立，保持该姿势10秒。

（2）交换两脚前后位置保持同前姿势10秒，记为1次。

剂量：重复2次。

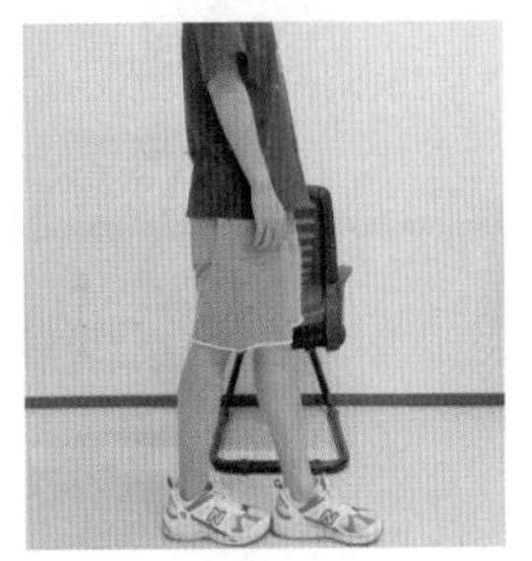
脚尖—脚跟站立

6. 脚尖—脚跟走

（1）站立位，目视前方，一手扶着辅助工具，一脚在前，一脚在后，脚尖对脚跟，两脚交替向前呈一条直线行走，向前走10步。

（2）转身，再向前走10步，回到

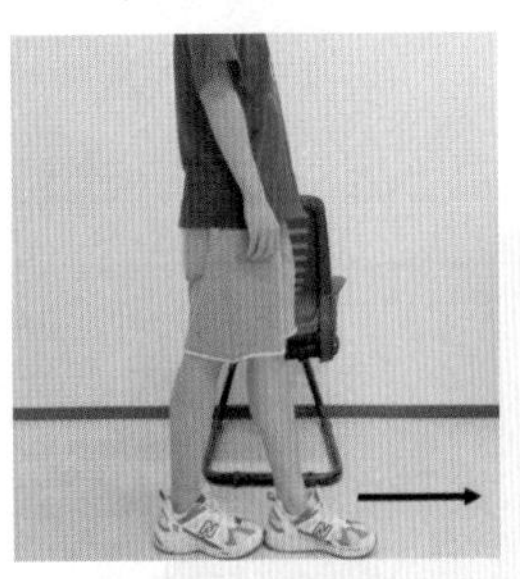
脚尖—脚跟走

起点，记作 1 次。

剂量：重复 2 次。

7. 单脚站

（1）站立位，一手扶住辅助工具，目视前方，单腿站立，另一腿抬起，保持姿势至少 10 秒。

（2）换另一条腿，同样保持 10 秒。

剂量：重复 2 次。

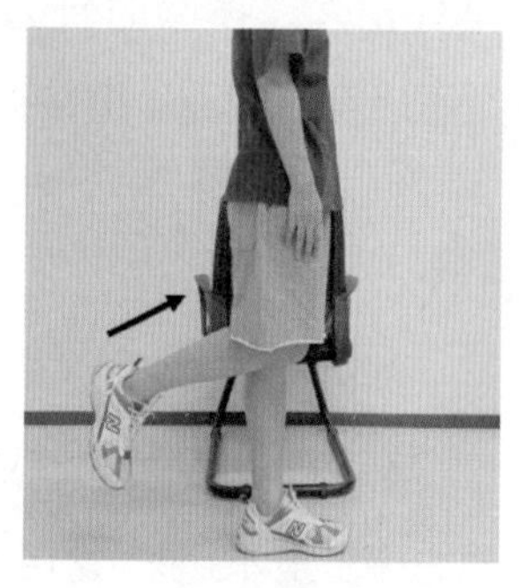

单脚站

8. 脚跟走

（1）站立位，一手扶住辅助工具，目视前方，抬起脚尖，用脚跟走 10 步。

（2）放下双脚并转身，再用脚跟走 10 步回到起点，记作 1 次。

剂量：重复 2 次。

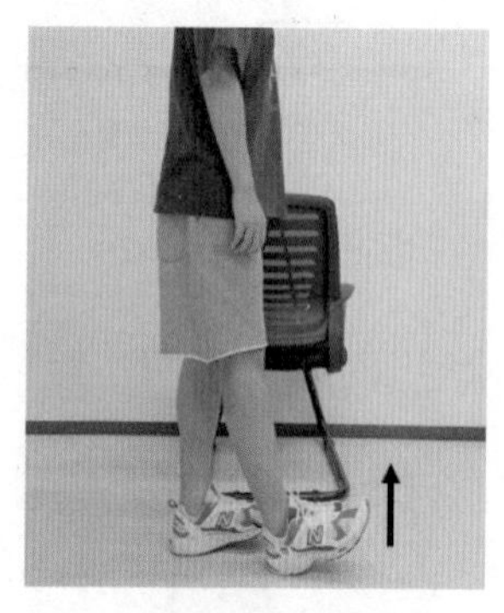

脚跟走

9. 脚尖走

（1）站立位，一手扶住辅助工具，目视前方，抬起脚跟，用脚尖走 10 步。

（2）放下双脚并转身，再用脚尖走 10 步回到起点，记作 1 次。

剂量：重复 2 次。

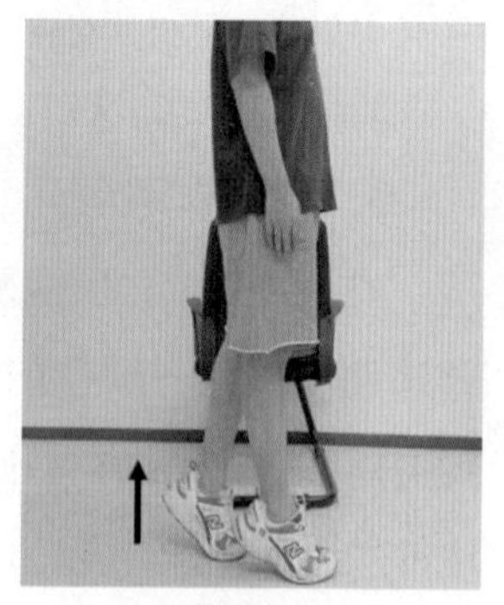

脚尖走

10. 脚尖—脚跟倒走

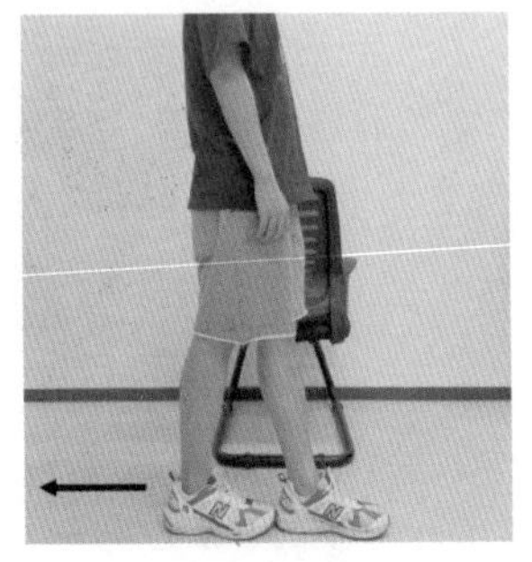
脚尖—脚跟倒走

（1）站立位，目视前方，一手扶着辅助工具，一脚在前，一脚在后，脚尖对脚跟，两脚交替倒退向后行走 10 步。

（2）转身，再向后走 10 步，回到起点，记作 1 次。

剂量：重复 2 次。

11. 坐站起立

（1）坐在高度适中的椅子上，大腿与地面平行，小腿与地面垂直，两脚微分开，稍向后收。

（2）上身缓慢前倾，双手或单手扶住扶手缓慢起立，如身体条件允许，也可不扶扶手。

（3）保持站立稳定后，缓慢坐下，记作 1 次。

剂量：重复至少 5 次。

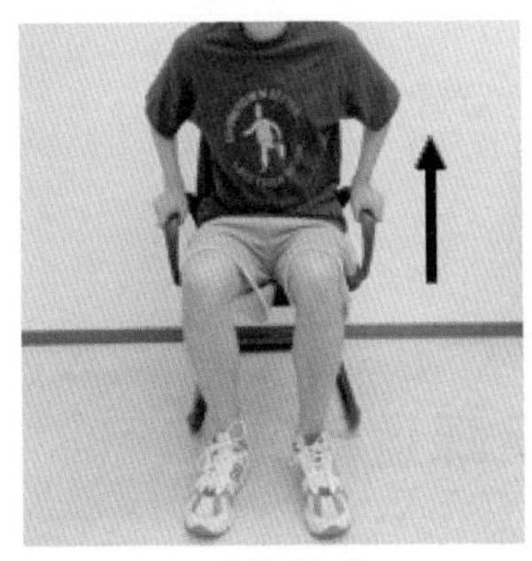
双手扶扶手

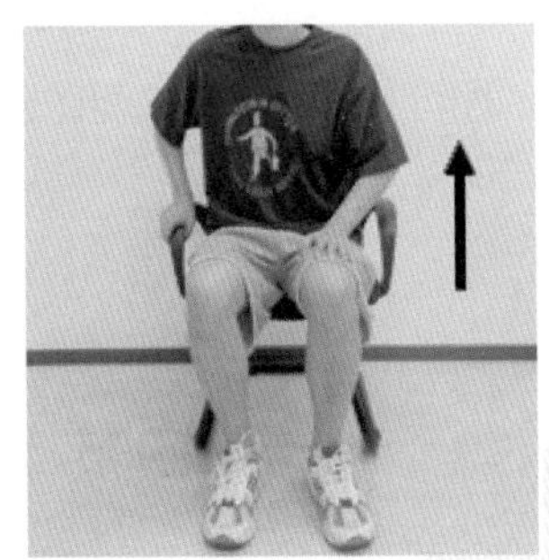
单手扶扶手

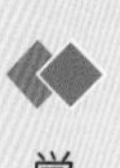

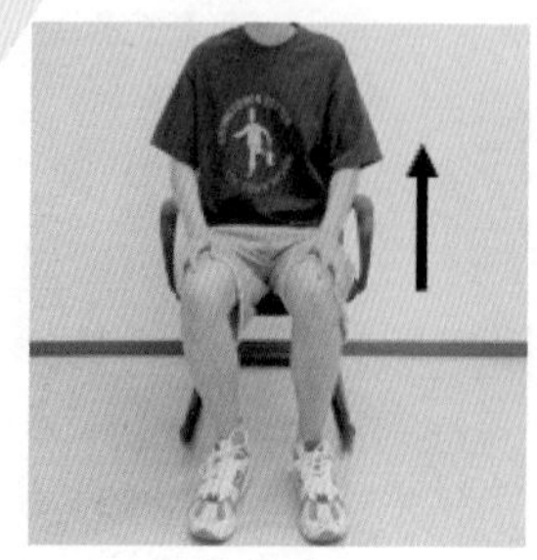

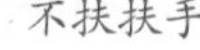
不扶扶手

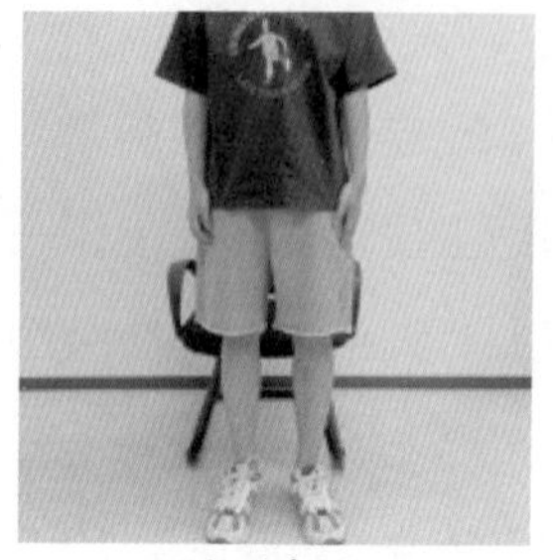
坐站起立

12. 上下楼梯

（1）一手扶住楼梯扶手，上下楼梯。

（2）根据个人能力决定上台阶的级数，在稳定平台转身，下楼梯，回到起点，记作 1 次。

剂量：重复 2 次。

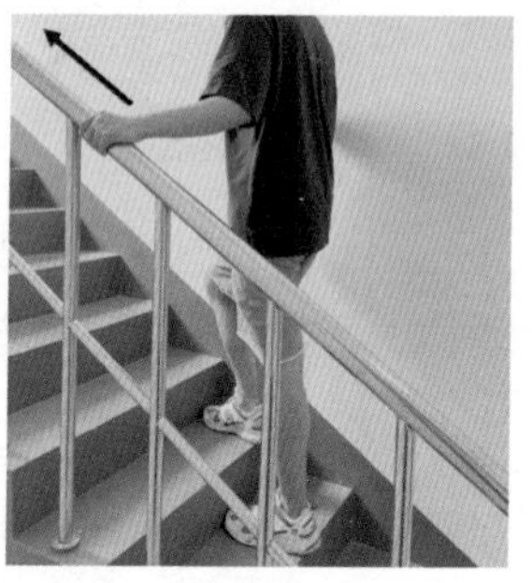
上下楼梯

四、训练参数

1. 时间：每个动作之间休息 1 分钟，共 1 小时。
2. 频率：每周 2 次。

第四节 足踝运动

在站立和步行时，足踝在平衡功能中具有至关重要的作用。临床上，足踝周围的韧带和肌腱的强度会随着年龄的增长逐渐减弱，此时的踝关节更容易出现不稳的情况。而踝关节不稳与姿势控制能力的丧失直接相关，也更容易引发跌倒。因此，对老年人群来说，增加踝关节周围肌肉、韧带和肌腱的强度，保持踝关节的稳定性，是预防跌倒的直接手段。

我们在此推荐这一系列足踝运动，该运动由澳大利亚学者研发，并通过大规模研究证实了其对预防跌倒的积极作用。这项足踝运动包括足踝的活动度训练、力量训练、足踝本身稳定性训练和牵伸训练，共 8 个动作，能够全方位提高踝关节稳定性以预防跌倒。在运动开始前，需要一些小道具，请准备 1 根弹力带和 1 根橡皮筋。

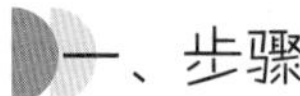

一、步骤

1. 用脚画圈

（1）准备动作：双脚着地，自然坐在稳定的椅子上，保持上身挺直。

（2）顺时针画圈运动：将一只脚抬离地面并保持在空中；缓慢地旋转踝部，用脚顺时针画圈，圈尽可能大；顺时针重复 10 圈后，放下脚休息；将另一只脚抬离地面，并顺时针重复 10 圈。

（3）逆时针画圈运动：将一只脚再次抬离地面并保持在空中；缓慢地旋转踝部，用脚逆时针画圈，圈尽可能大；逆时针重复 10 圈后，放下脚休息；将另一只脚抬离地面，并逆时针重复 10 圈。

剂量：双侧，顺时针和逆时针各 10 圈，完成 1 组。

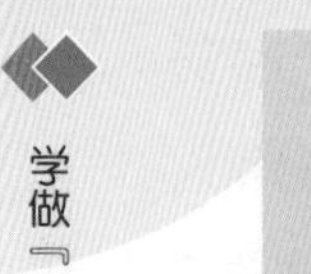

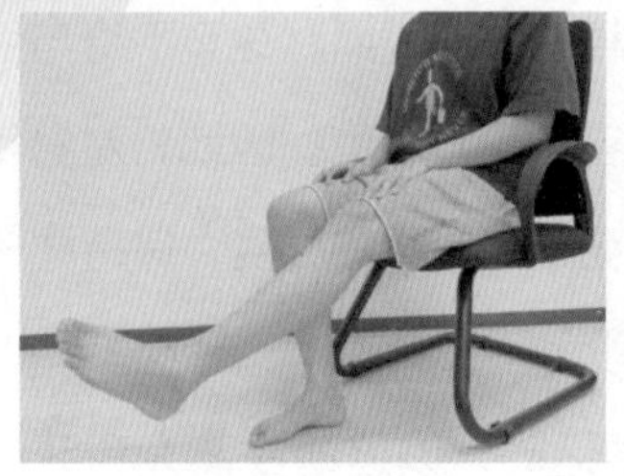
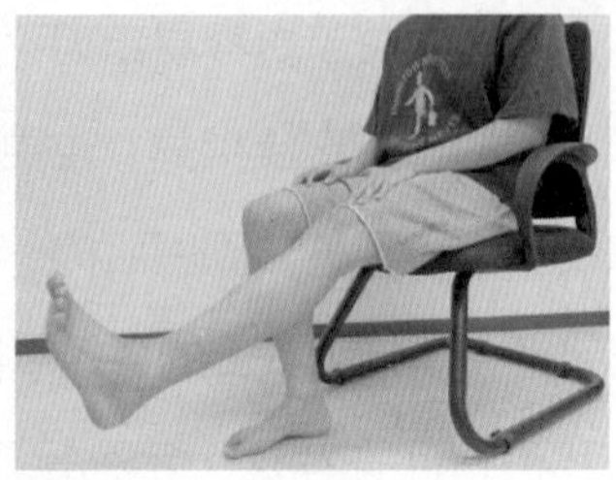

用脚画圈

固定弹力带，接下来的训练需要借助弹力带。

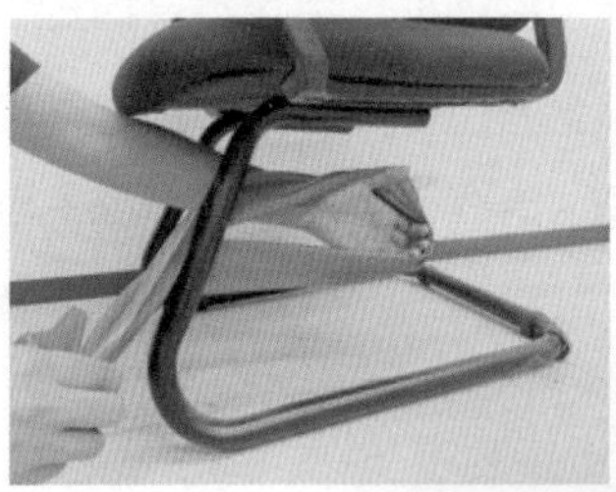
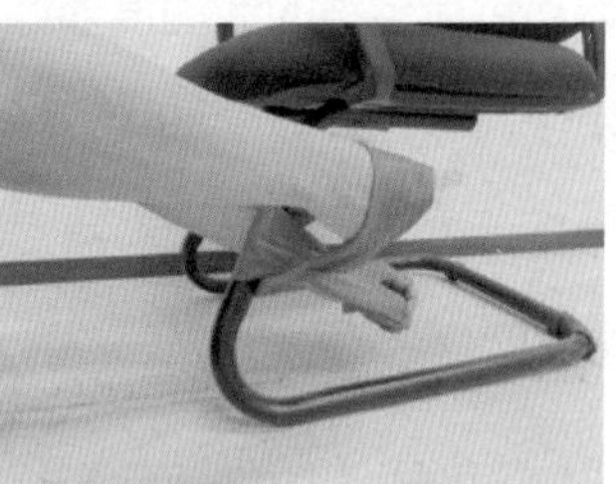
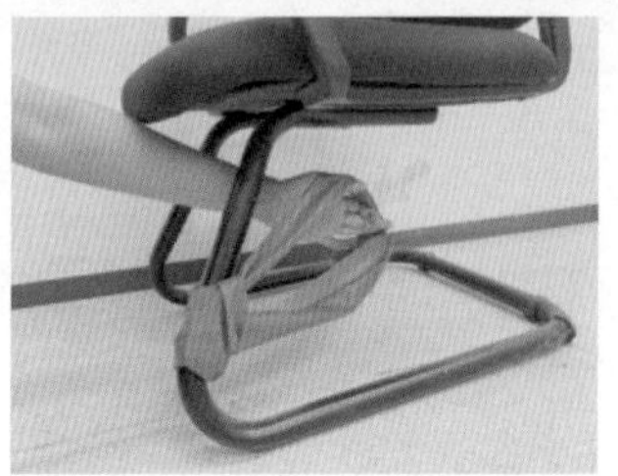

固定弹力带

2. 踝内外翻运动

（1）准备动作：将椅子放在桌子边，双脚着地，自然坐在稳定的椅子上，保持上身挺直。

（2）踝内翻训练：将弹力带的自由端绕过离桌子近的足，固定在足趾的根部；把脚远离桌子直到弹力带被拉紧；将手放在膝盖上避免训练过程中膝盖的扭转；缓慢地用脚将弹力带拉长远离桌腿，结束位置应是足底内侧抬离地面，背向桌腿；缓慢地将脚放平到地面上，回到起始位置，重复 10 次。

（3）踝外翻训练：结束内翻训练后，将弹力带以同样的方式固定在另外一只脚的外侧，同样固定在足趾的根部；将脚远离桌子直到弹力带被拉紧；将手放在膝盖上避免训练过程中膝盖的扭转；缓慢地用脚将弹力带拉长远离桌腿，结束位置应是足外侧抬离桌面，背向桌腿；缓慢地将脚放平到地面上，回到起始位置；重复 10 次。

（4）将椅子掉转，另一只脚重复上述活动。同样的，先训练足内翻，再将弹力带换到外侧足训练外翻。

剂量：双侧，1 组 10 次，完成 3 组。每组之间休息 30 秒。

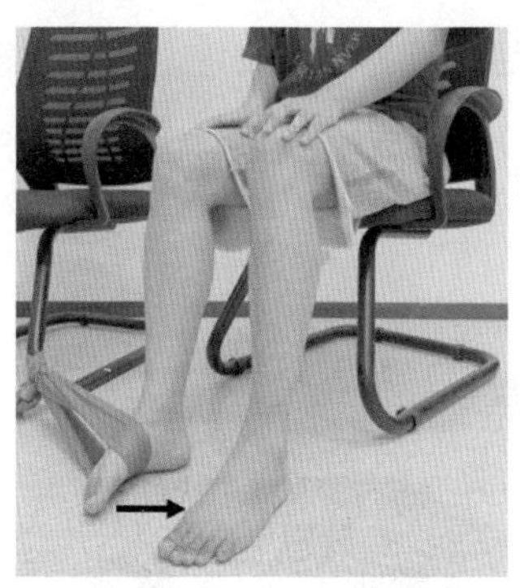

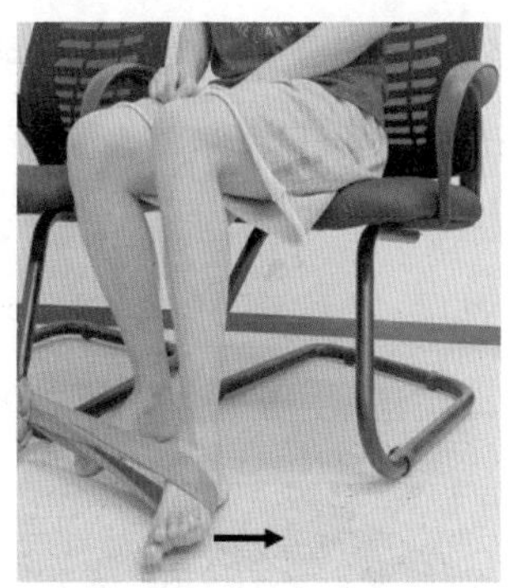

踝内外翻运动

3. 勾脚背运动

（1）准备动作：双脚着地，自然坐在稳定的椅子上，保持上身挺直。

（2）勾脚背训练：尽可能高地将脚抬离地面，并保持 10 秒；保证足跟始终贴紧地面。

剂量：1 组 3 次，完成 1 组。

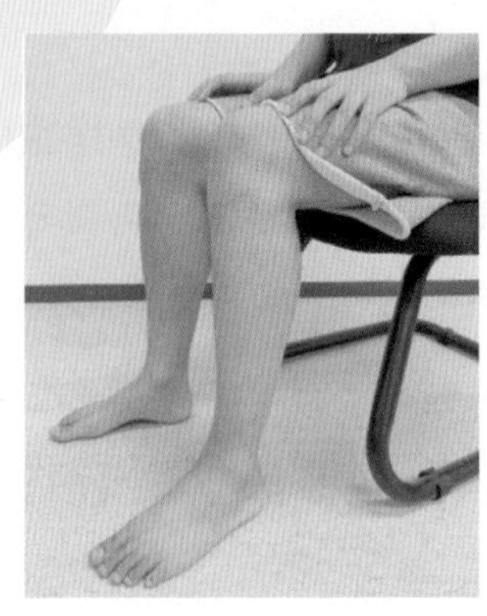
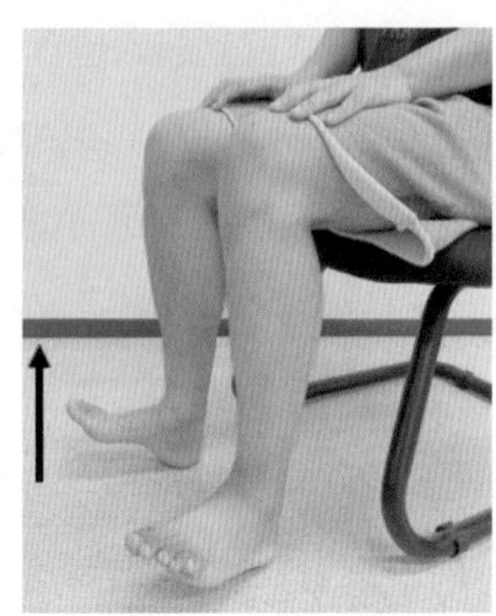

勾脚背运动

4. 大脚趾牵伸

（1）准备动作：坐在椅子上，将橡皮筋套在两个大脚趾上。

（2）牵伸动作：将一个大脚趾远离另一大脚趾，直到能感受到来自橡皮筋的牵伸感，保持 20 秒，放松并回到起始位置，重复 3 次。

剂量：1 组 3 次，完成 1 组。

进阶：尽可能增加大脚趾牵伸的距离。

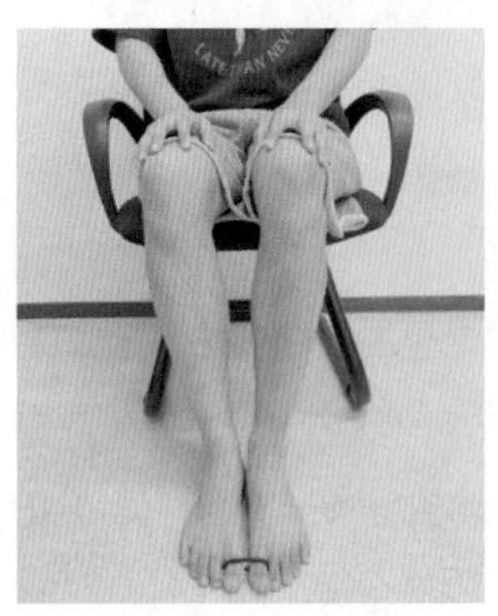
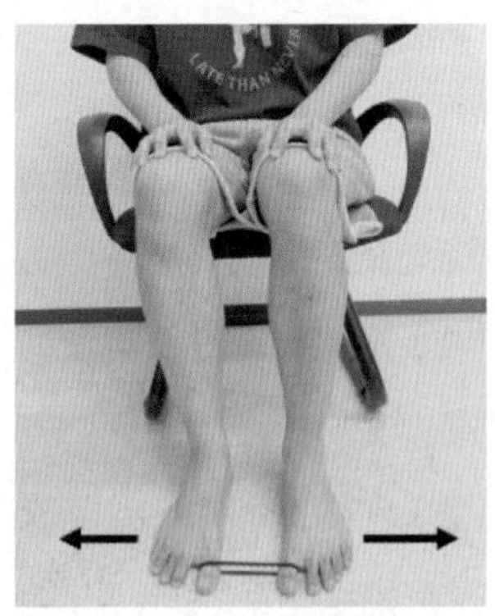

大脚趾牵伸

5. 踮脚运动

（1）准备动作：站在墙前，双手扶墙保持平衡，双脚自然站立，上身保持挺直。

（2）踮脚动作：缓慢抬起双侧脚跟，抬得尽可能高，然后缓慢地放下脚跟。

剂量：1 组 10 次，完成 3 组。每组之间休息 30 秒。

进阶：每组增加 2 次，直到尽可能达到每组 50 次。

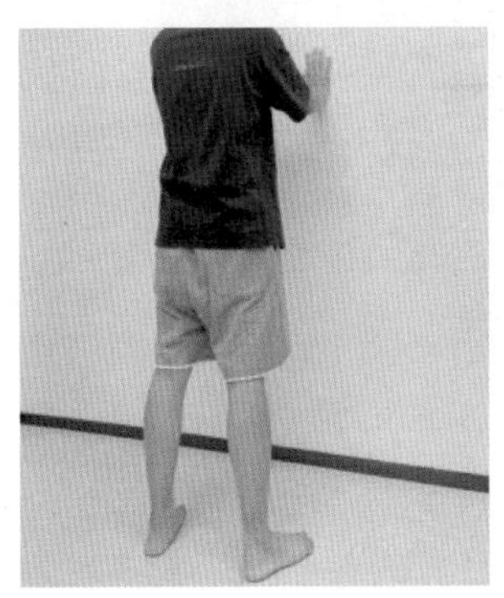
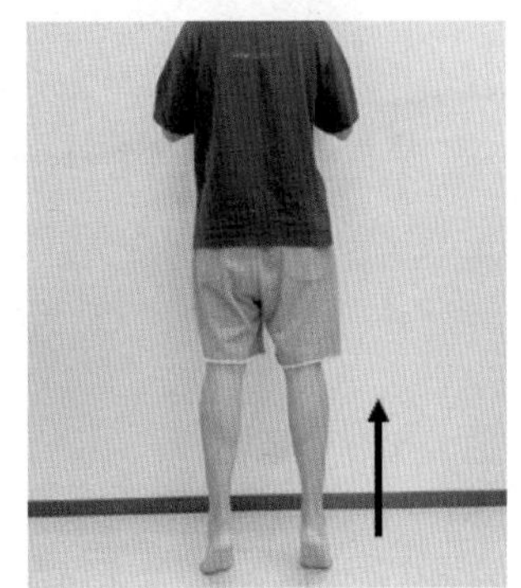

踮脚运动

6. 小腿牵伸

（1）准备动作：站在一面墙前，双手扶墙保持平衡，双脚自然站立；将一只脚退后大约一步的长度，保证足跟始终紧贴于地面，始终保持髋、膝、脚一致朝前。

（2）牵伸动作：保持后侧腿伸直，缓慢弯曲前侧腿的膝盖；向前倾斜直到小腿后侧有牵伸感；如果向前倾斜无法感受牵拉感，将脚向后移动更远的距离，再尝试一次；一旦感到小腿后侧有中等强度的牵伸感，停止并保持牵伸 20 秒；20 秒后，放松并休息一下，之后重复牵伸；一条腿重复 3 次，之后换另一条腿重

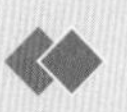

复3次。

剂量：双侧，1组3次，完成1组。

进阶：增加足后伸的距离。

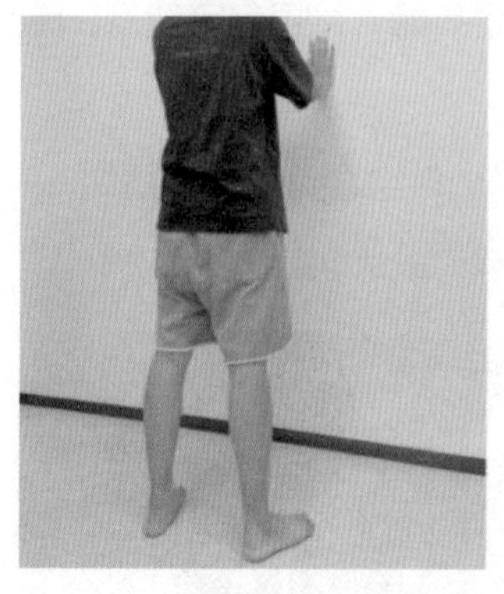

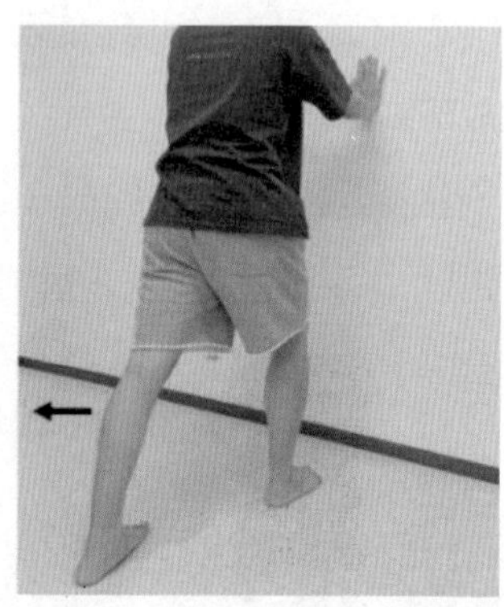

小腿牵伸

二、训练参数

1. 时间：30分钟到1小时。
2. 频率：每周3次。

第五节 太极拳运动

太极拳作为中国传统武术，是以中国传统儒、道哲学中的太极、阴阳辩证理念为核心思想，集颐养性情、强身健体、技击对抗等多种功能为一体，结合易学的阴阳五行之变化，以及中医经络学说、古代导引术和吐纳术形成的一种内外兼修、柔和、缓慢、轻灵、刚柔相济的中国传统拳术。太极拳与其他传统武术类型不同，它更注重人的柔韧性和全身的协调性，注重外部和本体的感知，注重呼吸与动作的一致，而不依赖于力量。因此，太极拳是一项非常适合老年人群开展的体育运动。而且，正是由于太极拳能够提高人的平衡控制能力和全身的协调能力，其也被证实具有防跌倒的作用。

本节将推荐两个太极拳运动项目，项目一为 4 个简单但有效的太极拳动作，能通过重心的移动提高平衡能力。项目二是在此基础上，加上手部和躯干动作，对平衡能力的挑战更大，当然，获益也更大。

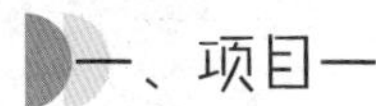

一、项目一

1. 重心居中

（1）自然站立，双脚分开与肩同宽，脚尖向前，一手轻扶一固定物体，如椅子或墙壁，目视前方。

（2）平静呼吸，感受双脚上承受的重量，将重心调整至双脚正中，保持稳定。

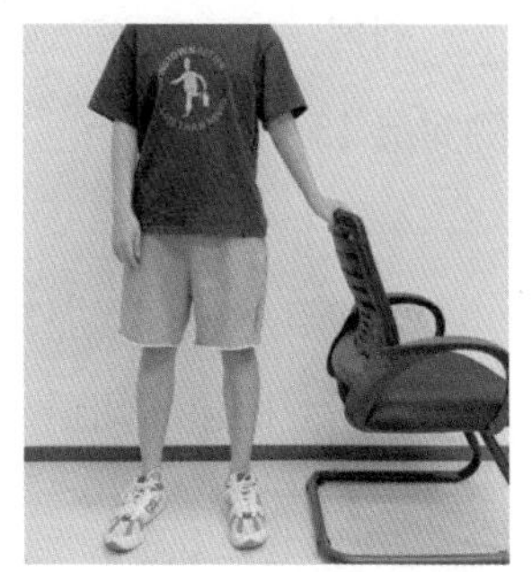

重心居中

剂量：保持 30 秒至 1 分钟。

2. 重心侧移

（1）在上一动作的基础上，微蹲，并缓慢将一侧脚跟抬离地面，同时将重心移动至另一侧脚上，目视前方，保持躯干稳定。

（2）平静呼吸，感受重心的变化，在用手保持稳定的前提

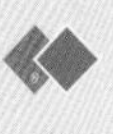

下，尽可能地转换为单腿站立。

剂量：交替进行 2 次，每次每侧保持 15 ~ 20 秒。

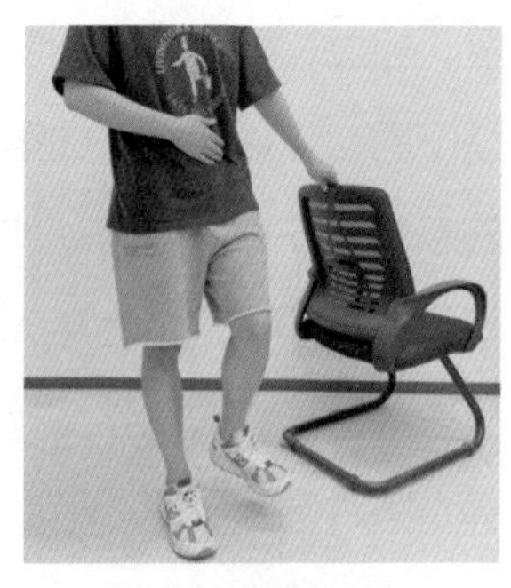

重心侧移

3. 重心前后移

（1）在第一个动作的基础上，微蹲，缓慢向前迈出半步距离，但保持重心在后侧的支撑腿上，目视前方，保持躯干稳定。

（2）平静呼吸，感受重心的变化，在用手保持稳定的前提下，感受重心的变化，后侧腿承受体重的 100%，前侧腿承受体重的 70%。

剂量：交替进行 2 次，每次每侧保持 15 ~ 20 秒。

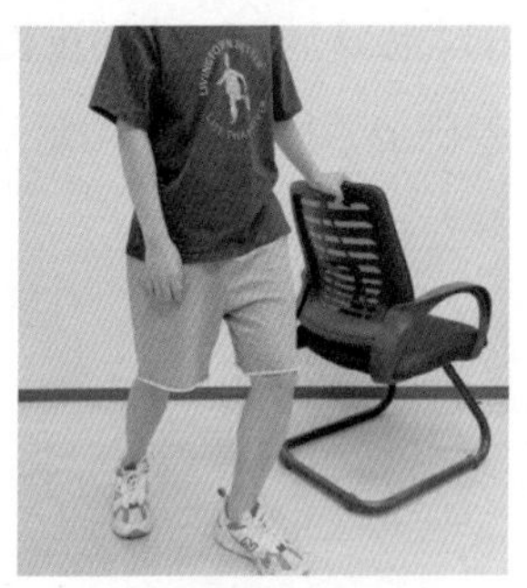

重心前后移

4. 高抬腿

（1）在第一个动作的基础上，微蹲，缓慢抬起一侧腿，目视前方，保持躯干稳定。

（2）平静呼吸，在用手保持稳定的前提下，尽可能将脚抬起至水平，根据自身的能力水平调整手部的辅助大小。

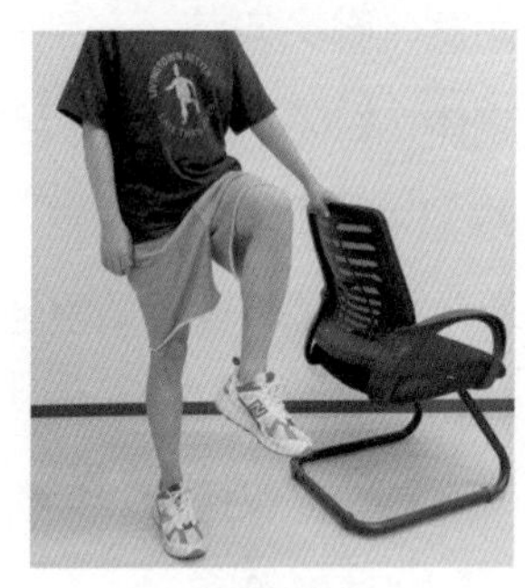

高抬腿

剂量：交替进行 2 次，每次每侧保持 10 ~ 15 秒。

上述训练时长为半小时，频率为每周 1 次。

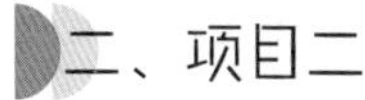

二、项目二

1. 起式

（1）自然站立，双脚分开与肩同宽，脚尖向前，双臂自然垂于两侧，目视前方。

（2）双臂慢慢向前抬至与肩齐平，掌心向下，双手不超过肩部，肘部向内收。

（3）弯曲膝盖，轻轻下放手掌，肘部下放，保持目视前方。

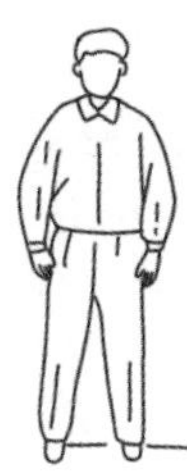 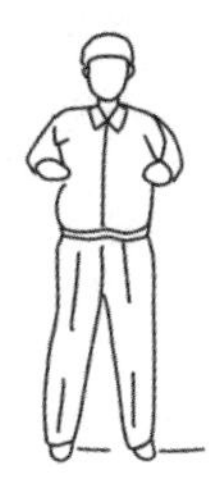 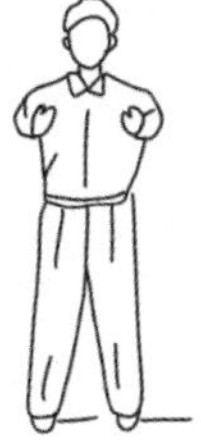 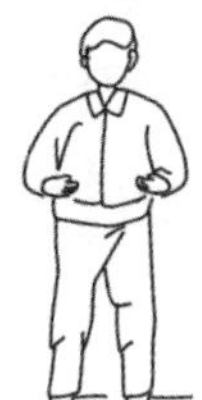

起式

注释：起式以无压力的姿势开始，除了关于运动的想法之外，应该放空其他想法。注意放松除下肢以外的所有肌肉，但是保持双脚紧贴地面。随着运动的开始，注意力放在以恒定速度移动四肢上，双手和双脚同时开始和结束动作。

2. 二式

（1）身体稍向左转，左脚朝左（9 点钟方向）呈弓步，左前臂抬至与肩齐平，右臂在右侧臀部旁，掌心向下。

（2）目光看着左前臂，将躯干略微向左（9 点钟方向）转动，同时向前伸出左手，掌心向下。

（3）躯干稍向右转，同时双手呈曲线向下划过腹前，直到右

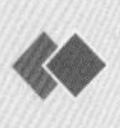

手向侧面伸展至与肩同高的位置，掌心向上，左前臂横过胸前，掌心向内，将重心转移到右腿上，目光看着右手。

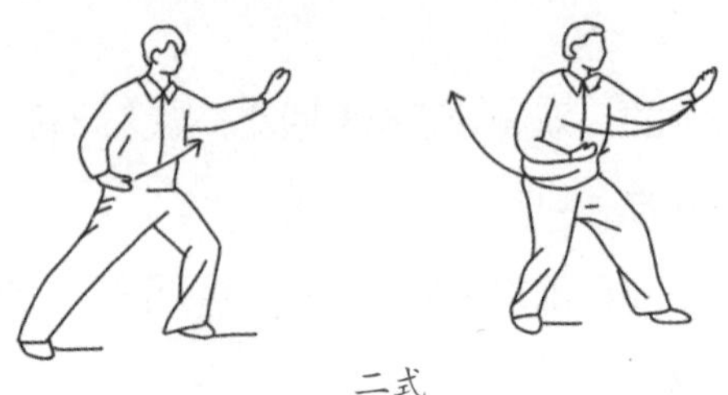

二式

注释：旋转躯干和头部，但始终保持双脚稳定。手臂以不对称的方式移动，重心从左向右转移。躯干和头部保持直立，以便围绕人体中心轴旋转。体重主要集中在弯曲的腿上，以获得更好的平衡和力量。

3. 三式

（1）目视前方，面向左（9 点钟方向），左腿呈弓步，双手向前抬起与肩同高，呈“推”的姿势。

（2）右手划过左手手腕时，将两掌同时向下转动，并向前移动，之后向右移动，直到与左手处于同一水平。

（3）将手分开与肩同宽，拉回至腹部前方，掌心斜向下。同时向后坐，将重心转移到右腿上，微微弯曲膝关节，左脚脚背勾起，保持目视前方。

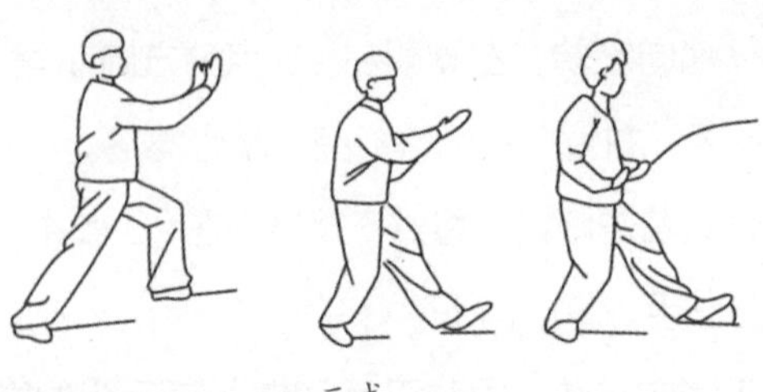

三式

注释：身体重心向斜后方移动，仅靠左侧脚跟接触，使得支撑面积减小，要求比前一式拥有更好的平衡和力量。躯干旋转减少，手臂运动对称。

4. 四式

（1）将躯干转向左侧（10～11点钟方向），重心转移到左腿。

（2）左手呈弧线划过脸，掌心慢慢向左转，右手上移至左肩前，掌心斜向内转。

（3）右手向上移动时，右脚与左脚平行，相距10～20厘米，目光看着右手。

（4）将躯干逐渐向右转动（1～2点钟方向），将重心转移到右腿上。同时，右手向右移动过脸，掌心慢慢向外转，左手呈弧线移过腹部至与肩同高，掌心慢慢向内斜转。

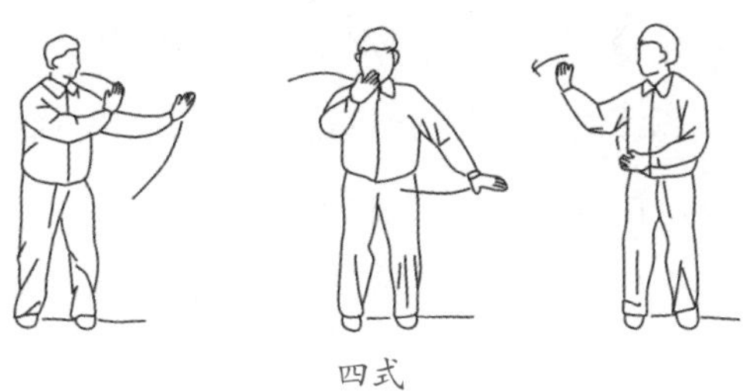

四式

注释：虽然腿是对称的，但重心会横向移动。手臂的移动是不对称的，躯干伴随手臂的运动而旋转。双膝弯曲，重量随手臂的移动转移到同一侧的腿上。

5. 五式

（1）将躯干略微转向右侧，将右手向下呈弧线划过腹部，后向上至肩部水平，手掌向上，手臂略微弯曲。

（2）将左手掌向上转动，将左脚放下，平放于地面。

（3）当身体朝右转动时，目光首先向右看，然后再看左手。

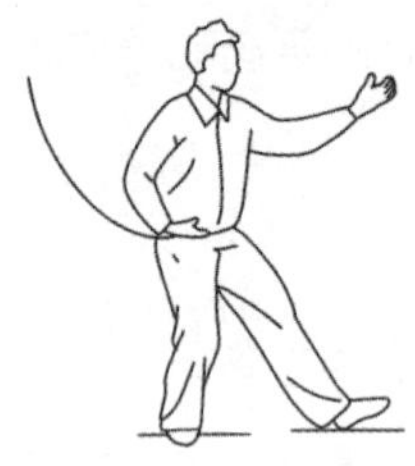
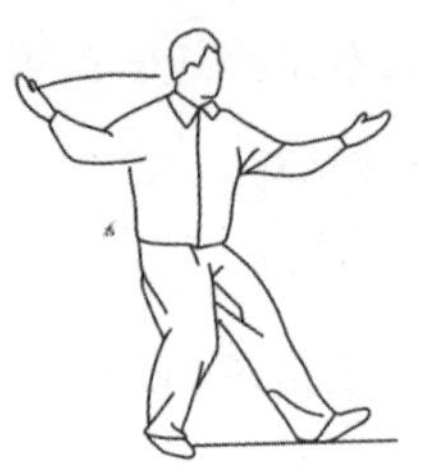

五式

注释：该式同样支撑面积较小，大部分重量在一侧下肢上。负重侧的手臂向后弯曲。右侧完成后，用左侧负重并重复上述动作，躯干在运动结束时再次旋转。

6. 六式

（1）保持躯干直立，放松胸部。分开双手时，以弧线移动手臂。以腰身为轴心转身。

（2）弓步和分手的动作必须流畅，节奏同步。

（3）将前脚缓慢地放在适当的位置，脚跟先着地。前腿膝盖不要超过脚尖，后腿伸直，与地面成 45°。

（4）两足跟之间应有 10 ~ 30 cm的横向距离。最终位置面向9 点钟方向。

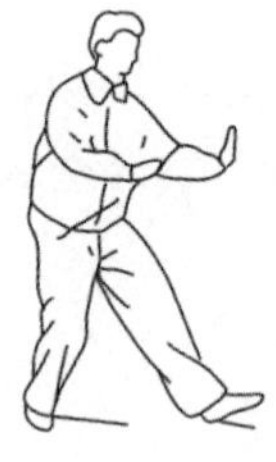
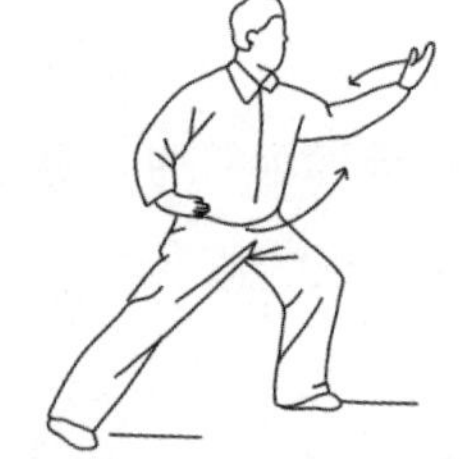

六式

注释：手最初采取握球的姿势。运动是躯干和头部的对角线和旋转。运动在前后图中来回转换，随后换一侧重复。

7. 七式

（1）躯干向右转（11 点钟方向），右手画弧至耳朵高度，手臂微弯，掌心斜向上，左手移至右胸前，掌心斜向下。

（2）目光看着右手，左脚朝（9 点钟方向）迈出一步呈弓步，躯干同时向左转。同时，右手向左从面前划过，随着身体转身，掌心向前，与鼻平齐。

（3）左手绕左膝，停在左臀部旁，掌心向下。目光看着右手。

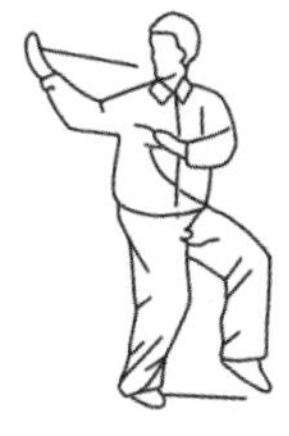
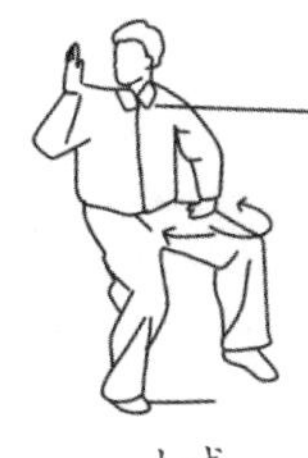
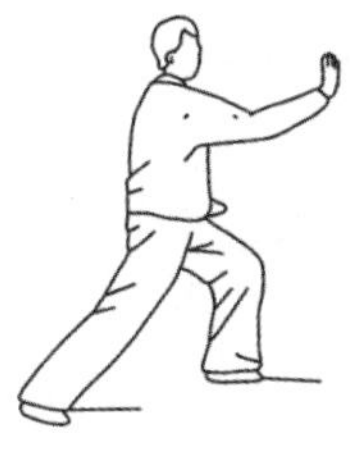

七式

8. 八式

（1）以下一内一上的曲线移动双手，直到胸前，右手在前，两手掌心向内。

（2）同时，微屈膝，使得脚尖着地，双目平视。

（3）双手分开，躯干微向左旋转，打开双臂抬至肩膀水平，肘部微曲，掌心向外。同时抬起右膝，缓慢伸直右腿，保持稳定，目光看着右手。

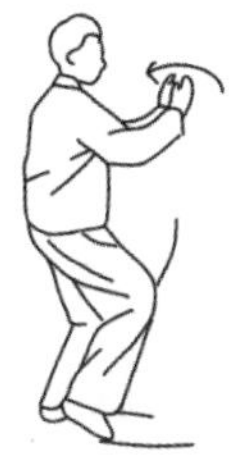
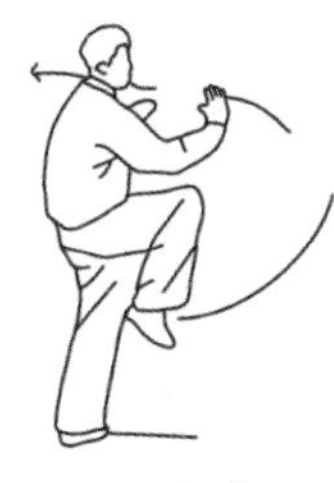
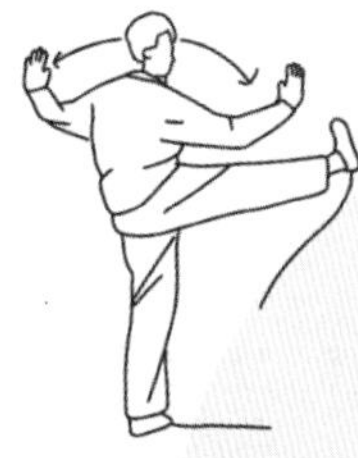

八式

注释：踢腿的幅度可以稍许减小，该式对平衡要求最高，需要注意力高度集中。

9. 九式

（1）将重心转移到右腿上。同时，双手以下—内—上的曲线移动，直到手腕在胸前交叉，左手在前，两掌朝内，目光看着左手。

（2）双手分开，躯干微向左旋转，打开双臂抬至肩膀水平，肘部微曲，掌心向外。同时抬起左膝，缓慢伸直左腿，保持稳定，目光看着左手。

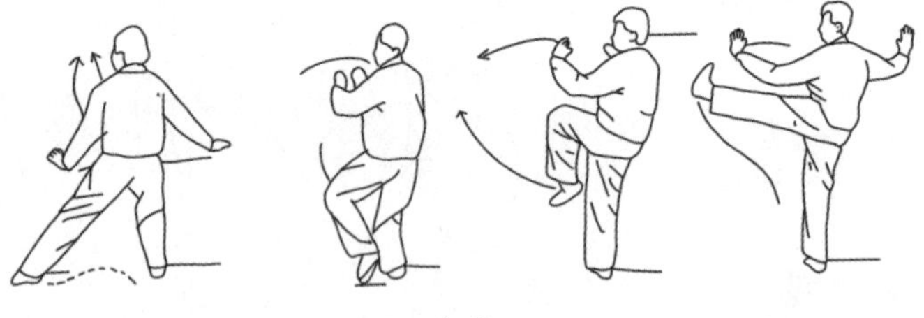

九式

注释：与第八式类似，方向相反。

10. 十式：将手掌向前、向下转动，同时将双手逐渐降低到臀部两侧。目视前方。

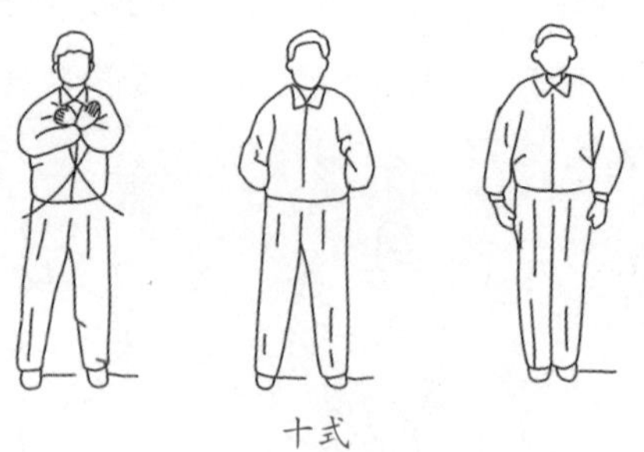

十式

注释：类似于起式，作为整理结束整个运动，调整呼吸。

以上运动时间为 1 小时。频率为每周 1 次。

第五章
药物管理

DI WU ZHANG

YAOWU GUANLI

俗话说“是药三分毒”，然而对于许多慢性病患者而言，药物治疗又是必不可少的。药物治疗可以挽救患者的生命，糖尿病、高血压、高脂血症、癌症、精神疾病、慢性疼痛等疾病患者可以通过服用药物控制症状并改善生活质量。但是，服用每一种药物都要充分考虑其治疗作用和潜在危险。药物可能会导致的不良反应包括视觉改变、意识改变、失去平衡、反应迟钝、肌肉无力、肌肉协调欠佳、疲劳、嗜睡、转换体位时血压下降、注意力难以集中等。这些不良反应更容易让人发生跌倒等不良事件，可能会使患者受伤，有时甚至需要住院治疗。

随着年龄的增长，身体的变化使我们对药物更敏感，穷其原因，大致有以下几点：①大脑对药物的影响变得更加敏感；②随着年龄的增长，通常肌肉减少、体内脂肪增加，药物在体内停留的时间更长；③肝脏和肾脏无法像年轻时有效处理药物；④身体所含水分更少，药物浓度变得更高。

此外，随着年龄的增长，基础疾病数目也会有所增加，导致服用的药物越来越多，跌倒的可能性也会大大增加。因此，老年人要格外重视药物管理。如下将通过两小节分别介绍跌倒相关药物和药物管理方法。

第一节　跌倒相关药物

衰老是不可抗拒的自然现象。随着身体的老化，我们不得不依靠药物维持机体功能。然而，药物是一把双刃剑，在治疗疾病的同时也会带来一定的风险，跌倒就是其中之一。如下我们整理了部分常见的可能造成跌倒风险增加的药物，供大家参考。

一、利尿药

利尿药可导致患者多尿，而脱水则可引起患者血压变化。老年人在服用利尿药后易出现血容量不足、直立性低血压或血压下降等现象；长期服用则易发生低钾，导致患者感觉乏力、倦怠。据统计，利尿药可增加 36% 的跌倒风险。

二、镇静催眠药

镇静催眠药包括苯二氮䓬类药物和非苯二氮䓬类药物。苯二氮䓬类药物主要包括艾司唑仑、地西泮、阿普唑仑等，该类药物为非选择性激动GABAα受体，可产生镇静、催眠、抗焦虑、抗惊厥及肌肉松弛等作用。非苯二氮䓬类药物包括右佐匹克隆、佐匹克隆、唑吡坦、扎来普隆，该类药物为选择性激动GABAα受体，具有镇静催眠作用，但肌肉松弛作用较苯二氮䓬类药物弱，日间镇静和其他不良反应较少。镇静催眠药引起的嗜睡、晕眩、精神错乱、认知受损、运动失调及反应迟钝易造成跌倒。据统计，镇静催眠药可增加42%的跌倒风险。

三、抗精神病药

抗精神病药包括典型抗精神病药物和非典型抗精神病药物。典型抗精神病药物指主要作用于中枢D_2受体的抗精神病药物，包括吩噻嗪类（如氯丙嗪、异丙嗪、奋乃静）、硫杂蒽类（如氟哌噻吨）、丁酰苯类（如氟哌啶醇）、苯甲酰胺类（如舒必利）。非典型抗精神病药物包括氯氮平、奥氮平、利培酮等。据统计，抗精神病药物可以增加54%的跌倒风险。

四、抗癫痫药

抗癫痫药主要包括乙内酰脲类（如苯妥英钠）、亚芪胺类（如卡马西平）、巴比妥类（如苯巴比妥）、琥珀酰亚胺类（如乙琥胺）、侧链脂肪酸类（如丙戊酸）、苯二氮䓬类，以及新型抗癫痫药（如托吡酯、拉莫三嗪左乙拉西坦）等。据统计，抗癫痫药可以增加55%的跌倒风险。

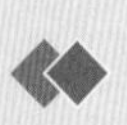

五、抗抑郁药

抗抑郁药主要包括选择性 5- 羟色胺再摄取抑制剂，如氟西汀、舍曲林、帕罗西汀、西酞普兰和氟伏沙明；选择性5-羟色胺和去甲肾上腺素再摄取抑制剂，如文法拉辛、度洛西汀和米那普仑；去甲肾上腺素和特异性5-羟色胺能抗抑郁药，如米氮平；去甲肾上腺素多巴胺再摄取抑制剂，如安非他酮；三环类和四环类抗抑郁药，如阿米替林、多塞平；单胺氧化酶抑制剂，如吗氯贝胺，但临床上现已很少用。据统计，抗抑郁药可以增加57%的跌倒风险。

六、阿片类镇痛药

阿片类镇痛药包括吗啡、芬太尼、哌替啶等，具有降低警觉或抑制中枢神经系统、引发体位性低血压、松弛肌肉等效应。据统计，阿片类镇痛药可以增加 60% 的跌倒风险。

七、多重用药

多重用药是指使用 4 种或以上药物，是老年人跌倒的重要危险因素。据统计，多重用药可增加 75% 的跌倒风险。

第二节 药物管理方法

实践表明，真正好的管理既注重过程也看重结果。同样，好的药物管理在实施过程中可以有效降低药物间的相互作用，降低药物的不良反应，其结果可以进一步降低老年人群的跌倒风险。药物管理意味着减少或停用可能无益或甚至造成伤害的药物，目标是维持或改善生活质量。需要注意的是，药物管理必须在医生、护士或药剂师的帮助下完成。

1. 向医生或药剂师询问目前服用的每种药物的 5 个问题（表6）。这里所说的药物包括处方药、非处方药、膳食补充剂和保健品，如果有条件的话，可以根据所得到的信息填写个人行动计划表，行动计划是替换、减少或停用弊大于利的药物。

表6 药物管理个人行动计划表

问题	回答	行动计划
1. 这种药物的用途是什么?		
2. 这种药与我正在服用的其他药存在相互作用吗?		
3. 这种药有没有增加我跌倒风险的不良反应?		
4. 我是否应该尝试其他药物或剂量?		
5. 如果我停用或更换这种药，可能会有什么不良反应?		

2. 填写个人药物清单：在表 7 所示的清单中，列出目前服用的所有药物。当服用的药物有变动时，及时更新清单。此外，看病时，带上该清单，供医生全面了解前期用药情况，从而更加个性化地制订药物治疗方案。

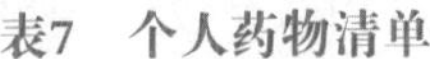

表7　个人药物清单

药物名称	剂量	用途	医生	注意事项
1.				
2.				
3.				
4.				
5.				

第六章
环境改造

DI LIU ZHANG

HUANJING GAIZAO

我国人口基数大，住房相对紧张，绝大部分老年人群居住在相对不适合的家庭环境中。许多家庭环境中存在众多容易导致老年人跌倒的风险因素，例如地面光滑、照明不足、地毯松散破旧、楼梯无扶手、厕所或浴室无固定装置等。据报道，一名作业治疗师走访了 178 户家庭，并建议其中 150 户（84%）至少进行 1 项家庭环境改造，包括去掉垫子和地毯、重新排布电线、改造楼梯和浴室扶手等。一项临床研究纳入了 530 名平均年龄为 77 岁的受试者，通过治疗师的家庭环境评估及干预后，老年人群的跌倒发生率明显降低。与之类似，另一研究纳入了842户家庭，随机分配为家庭环境改造干预组和对照组，结果发现，通过家庭环境的改造，能够每年降低约39%的跌倒风险。另有一项综述纳入了159项试验，共79 193名参与者，比较不同防跌倒干预措施的疗效差异，结果发现，家庭环境的改造能够显著降低跌倒的发生率及发生风险。

因此，就老年人群居家时的防跌倒措施而言，家庭环境的评估及改造是必要且有效的。最常见的家庭环境改造包括整体环境改造、浴室改造、楼梯改造及节能改造。本章将对这些问题逐一展开介绍。

第一节　整体环境改造

通过整体环境的改造，例如重新布置家具、更换或移除一些部件，以及改变居家照明环境，可以使老年人群的日常生活更安全。例如，采用装饰性底座的桌子支撑可能会导致摔倒，采用有扶手的椅子可提供额外的支撑面积。此外，有证据表明，在光线较差的环境中，存在年龄相关性视力下降的人群可能出现行动困难从而引起跌倒，因此，我们建议改善家中的照明系统，保持行动时的环境明亮。此外，可移动的地毯、凌乱的电线等因素也会增加跌倒风险。除了上述较常见的整体家庭环境改造措施之外，柔性地板（包括安全地板、减震地板、橡胶地板等）能一定程度上降低跌倒后髋关节或手腕骨折的发生概率，然而其较高的改造成本也是需要考虑的因素之一。以下问卷可以帮助您更好地了解家中整体环境的潜在危害及可以采取的相应措施。

1. 当您穿过一个房间时，是否需要绕过家具？

请移动您的家具，保证在家中走动畅通无阻。

2. 您是否使用地毯？

请移除地毯，或使用双面胶 / 防滑背衬，以免地毯滑动。

3. 地板上是否散落着书籍、鞋子或其他物品？

请捡起地上的东西，始终保持地板上无杂物。

4. 当您进行日常生活时，是否需要绕过电线或电器（如灯、电话或延长线）？

将电线整理在墙边，以免绊倒。如有需要，请让电工增加新的插座。

5. 当您起夜如厕时，从床到厕所的路是否较暗？

请安装夜灯或智能夜灯（天黑后自动亮起），使起夜如厕时的环境保持相对明亮。

第二节　浴室环境改造

浴室环境相对于其他居住场所更容易湿滑，是造成跌倒的重灾区。一项针对 340 万老年人群的回顾分析显示，在跌倒导致的损伤中，有 7.2% 的案例发生在浴室。一项近期发布的针对美国 7 499 名老年人的调查显示，69.3% 的人至少改造过 1 次浴室，浴室安全改造的比例随着住户年龄的增长而升高。对于老年人群而言，最常见的改造措施是在马桶旁增设扶手、抬高马桶座圈、增设淋浴座位和淋浴扶手等。然而，不少老年人群是在跌倒后才着手对浴室进行改造，由此证明人们对于居家防跌倒的意识仍不强。

部分人群在洗漱完毕后会通过普通的浴室毛巾杆保持平衡和支撑，但这些毛巾杆的设计初衷并不包含支撑人体平衡的作用，因此基本无法支撑人的重量，使用不当可能会导致浴室设备倒塌或毛巾杆被拉出墙壁。在浴缸淋浴间和厕所附近安装扶手是常见改造方法之一，且此类扶手应该安装在墙后的实心木材上。同样的，如果淋浴处附近不能安装挂壁式扶手，则应考虑安装马桶底座（水箱和座位之间）上的高度可调扶手。一项研究表明，装有双边扶手的马桶明显比标准马桶在安全性、易用性、舒适性及实用性上更高，该研究还为老年人如厕时转移过程中的最佳空间和尺寸要求提供了临床建议。此外，增设防滑垫和将地毯固定在地板上也是较推荐的改造措施。以下问卷可以帮助您更好地了解家中浴室环境的潜在危害及可以采取的相应措施。

1. 浴缸或淋浴间的地板是否很滑？

在浴缸或淋浴间的地板上放置橡胶垫或黏性胶条。

2. 当您使用浴缸或如厕时，您是否需要一些辅助？

在浴缸旁、浴缸内部及马桶两旁放置固定扶手。如有需要，请更换马桶或浴缸，使其高度更加合适。

第三节　楼梯环境改造

据报道，7%～36%的跌倒是在使用楼梯时发生的，一些危险行为会加大使用楼梯时的跌倒风险，例如，在楼梯上搬运重物、穿着光滑的鞋或袜子上下楼梯、不使用扶手等。需要重视的是，与在水平路面行走相比，在楼梯上跌倒往往伴有更高的死亡率和严重损伤（如创伤性脑外伤、髋关节骨折等）发生率。因此，非常有必要针对楼梯进行安全性改造。如果居家生活经常使用楼梯，我们建议在楼梯两侧都安装扶手，与浴室改造一样，扶手应牢固地固定在墙后面的坚实木材上。在楼梯顶部和底部将 1 个或 2 个扶手水平延伸十几厘米可以提供额外支撑。此外，新的楼梯可以用比标准更低矮的立板和比标准更长的踏板来满足老年人群或特定患者人群（如帕金森患者）的人体机能学特点以降低跌倒风险。同样值得重视的还有楼梯处的环境改造，例如使用防滑的楼梯和扶手表面，保证视觉上的清楚明亮，以及减少楼梯周围杂物的堆积等。以下问卷可以帮助您更好地了解家中楼梯环境的潜在危害及可以采取的相应措施。

1. 楼梯上是否有鞋子、书籍或其他物品？
   请捡起楼梯上的杂物，保证楼梯畅通无阻。
2. 某些台阶是否有磨损或高低不均？
   修复磨损或不平整的台阶。

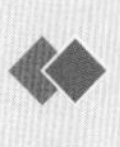

3. 楼梯顶部和底部是否有灯光及控制开关?

请电工在楼梯的顶部和底部安装顶灯和电灯开关。

4. 楼梯间的灯是否可用?

请家人或电工更换新的灯泡。

5. 台阶上的地毯是否易滑动或有破损?

确保每一级台阶地毯都与台阶牢固相连或将地毯取走，安装防滑橡胶踏板。

6. 扶手是否松动或有损坏?

请修复松动或损坏的扶手，或安装新的扶手。

7. 是否只在楼梯的一侧有扶手?

请确保扶手位于楼梯的两侧，且与楼梯一样长。

第四节　节能改造

这里说的节能不是教大家省水省电，而是通过改造减少动线、降低活动难度，例如通过调整架子的高度、设计可远程操控的开关、减少不必要的门槛等手段，使一些体能较差的老年人群能够坐着从事大部分家务活动，从而降低其居家时的跌倒风险。此外，一类可升降的座椅装置能够降低对使用者髋关节、膝关节和躯干活动度的要求，由于较低的座椅对使用者的转移能力要求更高，因此此类设备能够减少坐站转移过程中的肌肉激活情况，通过降低活动的困难度达到预防老年人群转移过程中跌倒事件发生风险的目的。然而，现阶段针对减少老年人群能量消耗、降低日常生活中活动难易度的干预设备和干预措施仍较少，且缺少高质量的临床试验证实这类设备的有效性。以下问卷可以帮助您更好地了解家中可以采取的节能改造相应措施。

1. 您经常使用架子上的东西吗?

请将经常使用的物品放在较低的架子上（与腰同高）。如有需要，请更换较矮的架子，以方便拿取物品。

2. 床旁的灯光开关是否容易触及?

请将台灯或灯光开关放在靠近床的地方，方便使用。

3. 从座椅上站起是否费力?

请使用带有扶手的座椅或更换较高座位的座椅。

4. 在家中通行时或进入家门时，是否需要跨过数个门槛?

请专业人士移除不必要的门槛。

第七章
睡眠管理

DI QI ZHANG

SHUIMIAN GUANLI

我们形容睡眠质量高通常会说“婴儿般的睡眠”，没人会说“老人般的睡眠”，许多老年人想要拥有高质量的睡眠，但很少有老年人能够真正拥有。本章主要介绍如何通过 6 个步骤收获更好的睡眠，包括记录睡眠日记、养成良好的睡眠习惯、纠正错误说法、管理日常生活压力、从良好的睡眠卫生中获益、减少安眠药的服用。

第一节　记录睡眠日记

日常生活中可以通过睡眠日记计算睡眠效率，如下是睡眠日记的例子。

	周一
1. 昨天，我从 ___ 至 ___ 小睡了一会儿。	下午 1：50 至 2：30
2. 昨天，我吃了 ____ 帮助自己睡眠。	佐必克隆（半片）
3. 我在 ____ 点上床并且在 ____ 点关灯。	晚上 10：45 晚上 11：15
4. 关灯后，我在 ____ 分钟内睡着。	60
5. 晚上，我醒来 ____ 次。	3
6. 每次醒来 ____ 分钟。	10、5、45
7. 今天早上，我 ____ 点醒来。	上午 6：20
8. 今天早上，我 ____ 点离开床。	上午 6：40
9. 我的睡眠效率是：	64%
10. 起床时，我整体的身体状态是： 1 分，精疲力竭的；2 分，疲惫的；3 分，一般的；4 分，有精力的；5 分，精力充沛的。	2
11. 总的来说，我昨晚的睡眠是： 1 分，十分不安宁的；2 分，不安宁的；3 分，一般的；4 分，深度的；5 分，十分深度的。	3

$$睡眠效率（\%）= \frac{睡眠总时间}{在床上花费的总时间} \times 100\%$$

一、睡眠总时间

计算睡眠总时间时要将半夜醒来的时间从睡眠总时间中减去。睡眠总小时数 × 60（分钟 / 小时），再加上额外的分钟数，就是一共睡了多少分钟。

如上表，晚上 11：15 关灯（第 3 行），关灯后过了 1 小时（第 4 行），估计 0：15 入睡，早上 6：20 醒来（第 7 行）。睡眠时间是 6 小时 5 分钟，即 365 分钟（6 小时 × 60 分钟 / 小时 + 5 分钟 = 365 分钟）。中途醒来 3 次，共 60 分钟（第 6 行）。因此，睡眠总时间为 305 分钟（365 分钟 - 60 分钟 = 305 分钟）。

二、在床上花费的总时间

在床上花费的总时间是从上床至第二天早上离开床的总时间。总小时数 × 60（分钟 / 小时），再加上额外的分钟数。

如上表，晚上 10：45 上床（第 3 行），早上 6：40 下床（第 8 行），在床上花费的总时间为 7 小时 55 分钟，即 475 分钟（7 小时 ×60 分钟 / 小时 + 55 分钟 = 475 分钟）。

三、睡眠效率

如果睡眠效率大于85%，说明睡眠好。反之，说明需要采取措施提高效率，以让自己早上醒来时感到精力充沛。

根据前面的计算，上表中所列的睡眠效率为睡眠时间 / 在床上花费的总时间 × 100%，即305分钟/475分钟 × 100% = 64%。

第二节　养成良好的睡眠习惯

睡意是一个渐进过程，上床前花费 1 小时左右的时间让自己放松有助于使大脑冷静下来。一旦上床习惯建立起来，它会向大脑和身体发出信号，告诉它们睡觉时间快到了，自然产生睡意。上床时间以感到睡意时为佳。睡意迹象包括打哈欠、眼皮沉重等。如果在床上辗转反侧 20 分钟仍无法入睡，则可离开房间，做一些无刺激的活动，如安静阅读、听轻音乐。当再次感到睡意时，上床睡觉。

此外，要坚持规律的醒来时间。研究表明，每天在同一时间起床有助于睡个好觉。建议不要在床上看书、使用电子设备或看电视，床只用来睡觉，尽量让在床上花费的时间与睡眠总时间相近，也就是说睡眠效率要维持在85%以上。另外，可减少白天的小睡，并将白天睡觉的时间计入睡眠总时间，尽量不在晚饭后小睡，以免影响夜间睡眠。

第三节　纠正错误认知

说法一：随着年龄的增长，多数功能正常的老年人睡眠时长为 5～7 小时。（√）

研究表明，大多数老年人每晚只需要 5～7 小时的睡眠就可以满足生理需求。随着年龄的增长，睡眠模式发生自然改变：深度睡眠时间越来越少，晚上醒来更频繁，白天小睡更常见。因此，老年人与年轻时相比，晚睡早起是正常的。

说法二：睡眠问题是衰老的正常表现。（√）

虽然深度睡眠随着年龄的增长难以实现突破，夜醒的频率

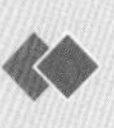

也变得更高，正如人的体力和精力水平随着年龄的增长而下降一样，睡眠也是如此。常规情况下，65 岁及以上老人每天晚上醒一两次很正常，只要每周平均每晚睡 6 个半小时以上，第二天醒来感觉精力正常，那就不用过度担心睡眠问题，过度紧张焦虑反而会影响睡眠。

说法三：睡眠模式不会随着年龄的增长而改变。（ × ）

研究表明，睡眠模式会随年龄增长而改变。多种因素对于睡眠模式的改变具有推动作用，如衰老、心理和医学问题、生活阶段的变化（ 如退休 ）、生物钟改变、身体不适或慢性疼痛及某些药物的不良反应等，都会对睡眠造成不同程度的影响。

说法四：安眠药可以让你睡得像年轻时一样。（ × ）

临床上，任何药物都不能让你恢复年轻时的睡眠。镇静催眠药可以诱导和维持睡眠，但不能改善睡眠质量。在没有适应证的情况下，不应该滥用安眠药，尤其是随着年龄的增长，这些药物在体内停留的时间更长，即使每月只用几次，也会对记忆和平衡等产生不同程度的不良影响，并可能导致痴呆症的出现。

第四节　管理日常生活压力

前面提到，随着年龄的增长，各种问题都会对睡眠产生影响，如医疗和心理问题、药物治疗、生活方式改变（ 如退休 ）、生物因素或疼痛等。如下介绍的管理生活压力的策略，主要是通过缓和对压力的反应及改变对事物的看法从而缓解压力。无论选择哪种策略，希望您能坚持下去。前 2 周建议每天练习，初期最好在白天练习，掌握后可以在睡前或半夜醒来时应用。

一、深呼吸

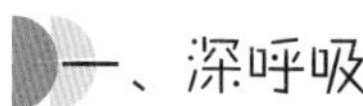

练习深呼吸首先要区分胸式呼吸和腹式呼吸。将一只手放在上腹部，另一只手放在胸部，如果吸气时胸部鼓起，呼气时胸部内收则为胸式呼吸，如果吸气时腹部鼓起，呼气时腹部内收则为腹式呼吸。深呼吸要练习的是腹式呼吸。

练习时找个舒服的地方仰卧，慢慢吸气，让空气通过肺部进入腹部，此时应该可以感觉到放在腹部的手上升，慢慢地吸气和呼气。在一天中的不同时刻，每次练习几分钟即可。

当在日常生活中感到不知所措时，深呼吸可帮助放松和释放肌肉紧张，也有助于半夜醒来后再次入睡。

二、放松肌肉

通过一系列的收缩和放松动作，以渐进的方式放松身体的每一组肌肉，有助于实现精神放松。

- 手、手臂
- 前额、头发、眼睛和鼻子
- 脸颊、嘴巴、嘴唇、下巴、下颌
- 颈部、喉咙
- 肩部、胸部、上背部
- 腹部、下背部

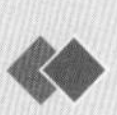

- 臀部
- 腿部、足部

练习时，寻找舒服的地方仰卧，先做几次深呼吸，然后收紧某块肌肉5秒，放松20秒，针对每组肌肉重复训练。建议从优势侧开始练习，一侧练习完成后进行另一侧的练习。如果感觉到肌肉群变重了，好像要沉入地面，表示练习方法是正确的。完成练习后，花几秒钟的时间感觉整个身体，然后从3开始倒数，慢慢睁开眼睛。

在熟练掌握该练习后，可以省去收紧的步骤，只做放松部分。对于关节炎患者或者练习过程中有明显不适者，也可以跳过收紧部分，只专注于放松肌肉。

三、改变对压力的看法

管理压力的重要方法之一是改变看待事物的方式，而改变看法的前提是要意识到头脑中产生压力的想法。你可以问自己：“我在想什么？我脑子里在重复什么？如何打破这种循环？”

心理意象减压技巧可以让身心得到深度放松。练习过程中可以听录音，也可以创造自己的场景，录下来回放。如下是放松视觉化的例子：仰卧，找自己最舒服的位置，闭上眼睛，集中精力呼吸，让自己感觉身体放松。想象自己走在白色的沙滩上，可以看到海洋和天空触及地平线，可以听到海浪在沙滩上轻轻翻滚。你脚下的沙子是温暖的，你感觉很好，能听到海鸥的叫声。你光着脚踩在沙子上，感觉沙子从脚趾间流过。你觉得自己的身体越来越放松，幸福感吞噬了你。你徘徊在那个宁静时刻，现在开始通过聆听周围的声音重新连接现实。慢慢睁开眼睛，你知道，当你想或者需要的时候，可以回到那个宁静的地方。

除了必须意识到头脑中产生压力的想法，一旦问题解决了要重新审视自己，列出当下的想法。你可以问自己："我在想什么？我怎样才能打破这个循环？"

第五节　养成良好的睡眠卫生

1. 咖啡因属于兴奋剂，避免在睡前 4 ~ 6 小时内摄入含有咖啡因的饮料或食物，如咖啡、奶茶、可乐、巧克力等。

2. 尼古丁同样是兴奋剂，睡前或半夜吸烟会妨碍睡眠。

3. 酒精是一种镇静剂，虽然在某些情况下能帮助入睡，但依靠酒精镇静后的睡眠并不能达到休息的目的。

4. 睡前适当摄入食物可能有助于睡眠，但吃得太多会有相反效果，可能引起胃灼热。

5. 运动可以加深睡眠，尤其是有氧运动，但过于接近就寝时间的剧烈活动会产生刺激作用。

6. 保持卧室整洁对于睡眠质量有促进作用，同时要保证床垫和枕头的舒适性。

7. 房间保持舒适的温湿度对于睡眠质量改善有促进作用。

8. 睡在黑暗安静的房间里可在一定程度上改善睡眠质量。

第六节 逐渐减少安眠药的使用

安眠药是缓解睡眠问题的快速方法，但自然睡眠是无法控制的，安眠药不能产生自然睡眠，并且长期应用可能导致严重后果。研究表明，长期服用安眠药有成瘾性，初期成瘾可能更多是心理层面的，而不是生理性的，继续长期应用则会造成生理性成瘾，贸然停药或骤然减量会造成戒断反应。即使是偶尔使用也会增加跌倒风险、记忆力问题和交通事故发生率。如下将提供一个逐渐减少安眠药用量的计划，请您在医生或药剂师的帮助下制订减药方案，摆脱对安眠药的依赖。

逐渐减少服用安眠药计划

周数	周一	周二	周三	周四	周五	周六	周日	√
1～2周	1/2	1	1	1	1/2	1	1	
3～4周	1/2	1	1/2	1/2	1	1/2	1/2	
5～6周	1/2	1/2	1/2	1/2	1/2	1/2	1/2	
7～8周	1/2	1/4	1/2	1/2	1/4	1/2	1/2	
9～10周	1/2	1/4	1/2	1/4	1/2	1/4	1/2	
11～12周	1/4	1/4	1/2	1/4	1/4	1/2	1/4	
13～14周	1/4	1/4	1/4	1/4	1/4	1/4	1/4	
15～16周	0	1/4	0	0	1/4	0	1/4	
17～18周	0	0	0	0	0	0	0	

注：1= 服用完整剂量；1/2= 服用一半剂量；1/4= 服用四分之一剂量；0= 不服用。

第八章

辅助设备

DI BA ZHANG

FUZHU SHEBEI

为降低老年人群跌倒风险，目前已有许多干预设备和辅具。现阶段常见的辅助设备可以分为两大类：传统辅助设备和智能辅助设备。前者是为人体病态进行辅助治疗从而促进康复的一种器具，简称辅具，最早由德国器具研究中心研发。后伴随老龄社会进展需求的增加，辅助设备可以解决老年人群在居家生活中因人体功能退化出现的一系列问题，如下肢无力、平衡能力欠佳、心肺功能减退等。传统辅助设备通过助力、矫正、降低任务难度等帮助老年人群更好地参与日常生活，降低跌倒风险，可一旦发生跌倒，传统辅助设备可发挥的作用就极为有限了。智能辅助设备的出现在一定程度上弥补了传统辅助设备的这一短板，随着传感器技术、人工智能技术和物联网技术的发展，越来越多的防跌倒智能系统被逐渐研发出来，能够检测跌倒事件、及时呼救，甚至能提前预测危险事件，真正做到预防跌倒。

无论是传统辅助设备还是智能辅助设备，并不是越贵越好，也不是功能越多越好，而是要选择适合自己的，能够发挥设备最大价值才是最重要的。因此，本章将就现阶段不同防跌倒干预设备和辅具的特点、适用人群、使用方法进行论述。请注意，本章节内容仅供参考，选择和使用辅助设备时请务必在专业人士的建议和引导下进行。

第一节　传统辅助设备

常见的传统防跌倒辅具 / 设备可分为辅助设备和自我照料适应性设备两类。辅助设备包括助行器、手杖和轮椅等；自我照料适应性设备包括把手、辅助穿袜器和辅助纽扣孔装置等。这些辅具的设计初衷是帮助功能较差的人群增加支持面积、提高平衡能力、改善转移或步行时的稳定性，以及降低日常活动任务的困难程度。各项临床试验和生物力学试验均已证实不同辅具有助于稳定性的提高。下文将就上述不同分类的传统防跌倒辅具和设备的定义和特点进行梳理。

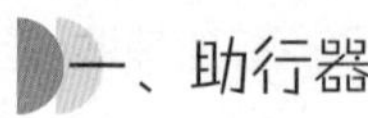

一、助行器

助行器主要用于提高下肢无力或平衡能力差的使用者的稳定性，并通过增加使用者的支撑面积和支撑使用者的体重改善活动能力。然而，助行器难以操纵，并可能导致背部不良姿势和手臂摆动减少，使用助行器时需要注意力更加集中，并且使用助行器时很难在楼梯上行走。有研究指出，助行器的优势在于其带来的一般生理效应改善，从而增加使用者在步行或转移时的信心、提供更多的社交机会，以及减少日常护理带来的经济负担。相对的，助行器的劣势除了较高的操纵难度和潜在的肌肉骨骼系统问题外，还有反应时间延长及社会歧视带来的不良心理影响等。

常见助行器可分为有轮助行器及固定式助行器，有研究比较了这两种助行器的优劣，指出使用固定式助行器步行时体能消耗高于有轮助行器。此外，有轮助行器相较于固定式助行器，在步行相同距离情况下，最大心率更低且步速更快；在其他测试（如TUG、6MWT）中，使用有轮助行器的表现（步行距离、步速、平均耗氧量）均优于固定式助行器。但是研究者也指出，有轮助行器会在一定程度上减小步幅。

1. 标准助行器：标准助行器也称固定式助行器，是最稳定的助行器，但会导致步速变慢，因为患者每走一步都必须将助行器完全抬离地面，因此可能对上肢力量下降的虚弱老年使用者具有一定挑战性。

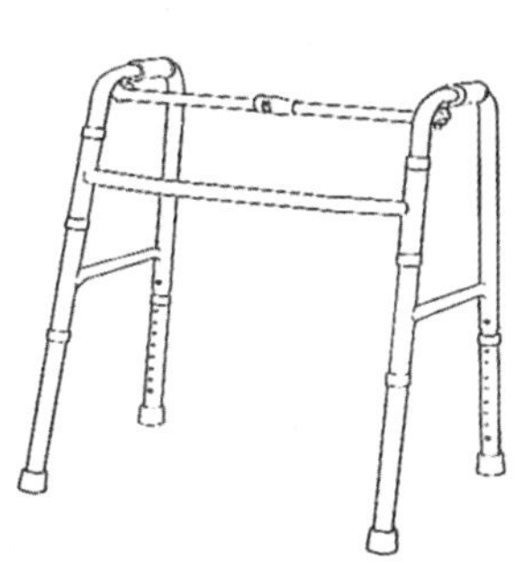

标准助行器

（1）优点：稳定，易于折叠收纳。

（2）缺点：步速减慢，步态不自然。

（3）适用人群：严重肌肉疾病、严重神经病变、小脑性共济失调、脊髓损伤等患者。

2. 前轮助行器：前轮助行器也称两轮助行器，特点在于较标准助行器灵活，常为铝合金材质，可折叠，便于携带。有研究表明，帕金森症患者使用该助行器步行时，相较于标准助行器，可以提高步行速度，减轻启动困难症状。

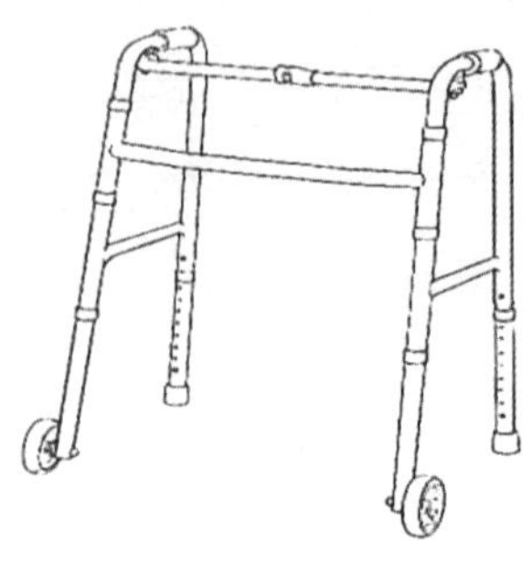

前轮助行器

（1）优点：步速相对快，步态相对自然。

（2）缺点：转弯时弧度更大，稳定性不如标准助行器。

（3）适用人群：帕金森、中度下肢关节炎、全膝关节置换术后、轻偏瘫患者。

3. 四轮助行器：四轮助行器又称为学步车，能有效减少下肢肌肉活动，改善步态，适用于不需要助行器承载全部重量的较高功能患者。虽然四轮助行器更容易推动，但它不适合有严重平衡问题或认知障碍的患者，因为它可能会突然向前滚动并导致使用者跌倒，这一点一定要注意。一项针对 1 869 名四轮助行器使用者的调查证明了老年人群在使用四轮助行器时跌倒并继发严重损害的风险较高（3.1%），且随着年龄的增加和性别的不同，85 岁以上女性四轮助行器使用者的跌倒发生率高达6.2%。四轮助行器通常配有座

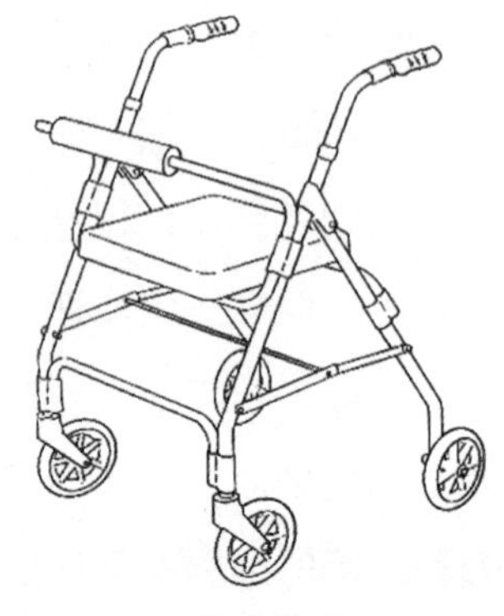

四轮助行器

椅和篮子，但必须谨慎使用，在使用者坐下之前，制动器应始终打开，并且助行器应靠在墙壁或其他固定的物体上。针对四轮助行器，最为理想的使用方法是保持躯干的尽可能直立。但对于老年人群而言，高功能水平者可以将扶手调高以保持良好的躯干位置；而驼背、较低功能水平者则建议使用较低的扶手，并倾斜上半身靠在助行器上以获得更好的稳定性。此外，在面对不同路况的挑战时，调整扶手高度能减轻老年使用者肌肉的负担。

（1）优点：易推动，机动性强，转弯弧小，扶手高度易调节，且通常附有座位和篮子，方便外出使用。

（2）缺点：无法用于承重，较两轮助行器更不稳定，折叠较烦琐，需要使用刹车固定，对使用者认知要求更高。

（3）适用人群：帕金森症患者，因为跛行、呼吸系统疾病、充血性心力衰竭或关节炎导致步行过程中经常需要停止并坐下来休息的使用者。

4. 助行器的调节方法

（1）扶手高度：自然站在助行器内，双臂放松垂于身体两侧。助行器的扶手高度应该与手腕内侧的折痕对齐。

（2）扶手位置：自然握住助行器的扶手，正确的扶手位置会让手肘弯曲大约 15° 。

（3）助行器位置：开始起步或者停下时应该保持身体在助行器的框架里，保持双脚脚后跟与助行器的后腿在一条直线上。切忌把助行器放得太前或者太后。

5. 助行器的使用方法

（1）标准助行器：提起助行器放于前方 20 ~ 30 cm 处，向前迈一步，脚落在助行器两后腿连线上，随后迈动另一侧下肢。若一侧下肢较弱，则先迈出较弱侧的下肢。

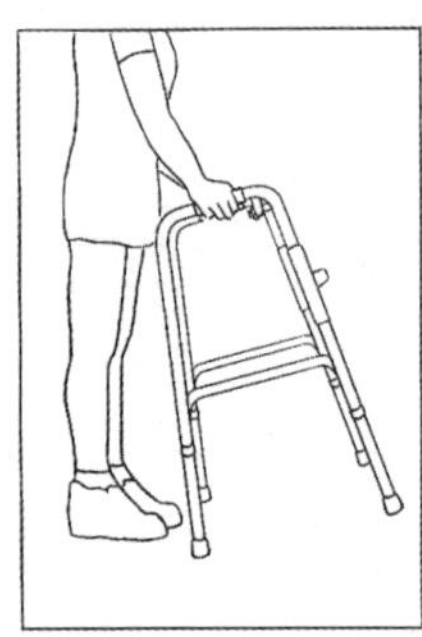
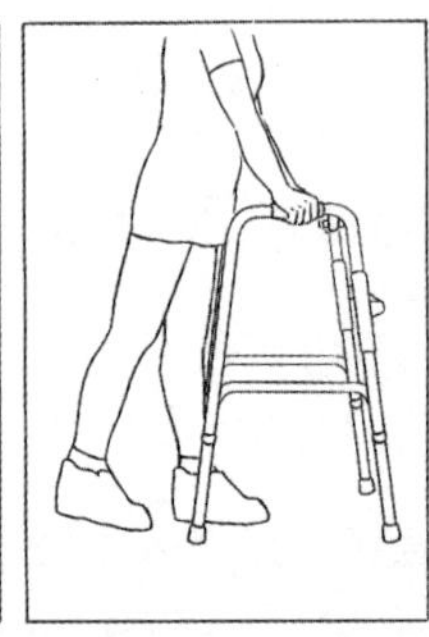
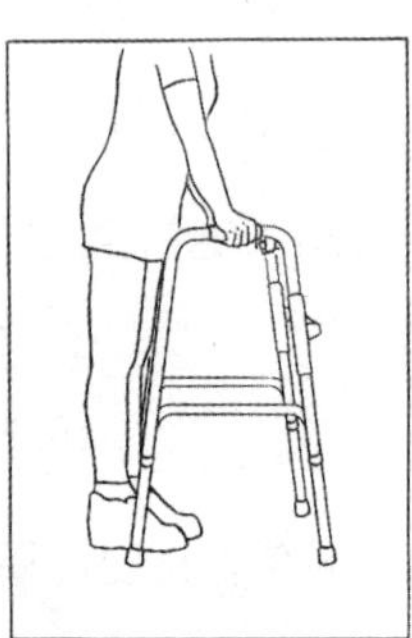

标准助行器的使用方法

（2）两轮 / 四轮助行器在使用前请务必明确如何使用助行器的刹车系统。使用方法类似于标准助行器，但不需要将助行器提起，借助助行器的轮式结构帮助前行。

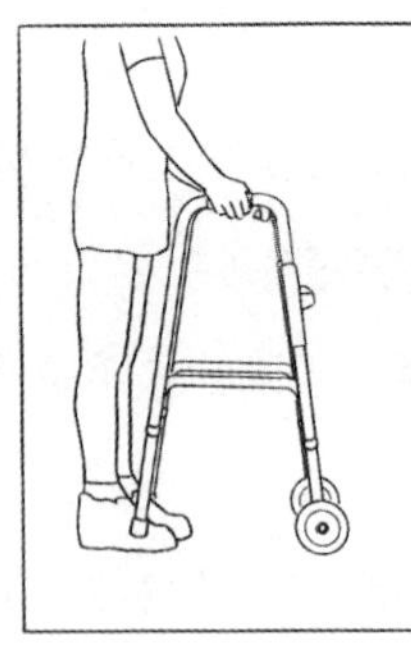
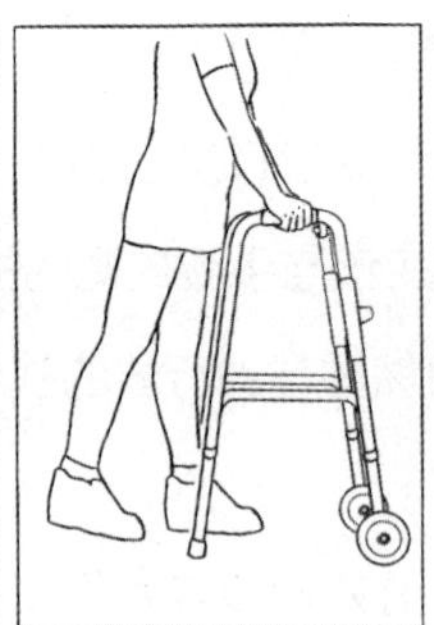
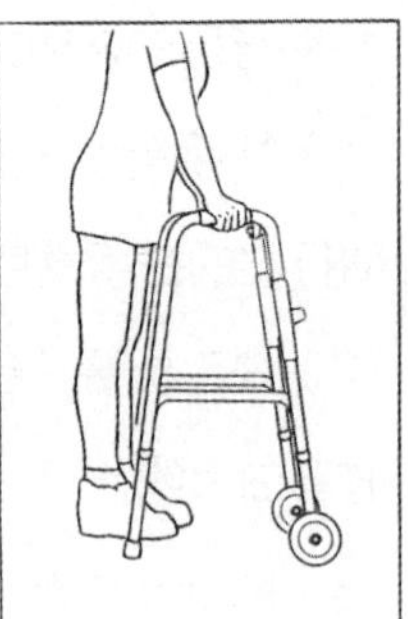

两轮 / 四轮助行器使用方法

二、手杖和拐

手杖和拐通过将身体重量从腿部转移到躯干和手臂帮助使用者进行转移或移动，主要用于帮助下肢损伤和（或）神经损伤患者。常用手杖可分为标准手杖、等距手杖和四足手杖，常用拐杖可分为腋拐、肘拐和平台拐杖。使用手杖和拐杖时存在一定的限制条件，如年龄，部分高龄老年人可能不具备使用拐杖所需要的躯干力量和协调性。此外，患有肌肉骨骼系统或神经系统疾病的使用者，由于活动度、力量和感觉的减退，可能不符合使用拐杖的条件。

1. 标准手杖：标准手杖或称直手杖，通常由木材或铝制成，价格便宜且重量轻。铝制标准手杖通常可以调节高度，木制标准手杖的高度则一般是固定的。标准手杖可以帮助不需要上肢受重的使用者保持平衡。

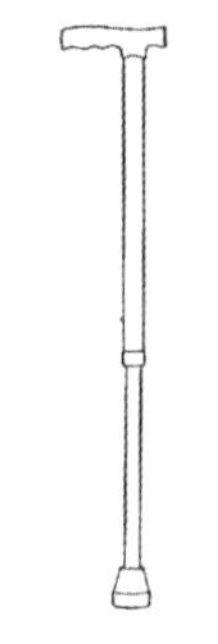
标准手杖

（1）优点：提高使用者的平衡能力且易于调节。

（2）缺点：不能承受过大体重，“伞”状手柄设计如果长时间使用可能会引起腕管综合征。

（3）适用人群：握力相对好，且上肢支撑能力较好的使用者。

2. 等距手杖：等距手杖是在标准手杖的基础上改进而来的，能将使用者的体重分布在手杖的竖直轴上，以此减少支撑时作用力线偏移导致的意外情况。但是如使用不正确，容易导致手杖向后移动，因此，初学者应在监护下使用该手杖。

（1）优点：可以间歇承重，“猎枪”样的手柄对手掌的压力较小。

（2）缺点：使用难度相对高。

（3）适用人群：需要上肢偶尔承受重量的使用者，例如因膝关节或髋关节骨关节炎疼痛而导致步态问题的使用者。

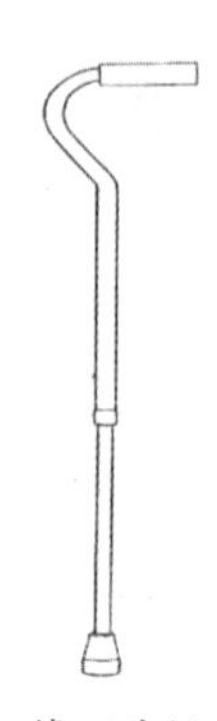
等距手杖

3. 四足手杖：四足手杖通常称为四点拐，是一种有 4 个支撑点的手杖，可提供更大的支撑面积。但是，四点拐的正确使用需注意手杖的 4 个点必须同时接触地面，需要专业培训后或在指导下使用，自行使用该拐杖可能会出现摆放位置不对、朝向相反等问题。值得一提的是，有学者在四点拐的设计基础上为其增添了滚轮，并开展试验评估了偏瘫患者使用这种新型拐杖时的步态模式改变以及使用该拐杖时的安全性和有效性。结果表明，新型四点拐能有效提高偏瘫患者人群的步行速度，且没有额外的跌倒风险。

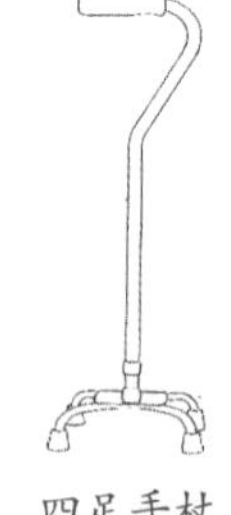
四足手杖

（1）优点：增加支撑基础面积，可承受较大重量，可以独立地保持直立状态，易于放置。

（2）缺点：重量是 3 种手杖里最重的一种，使用技巧较多。

（3）适用人群：偏瘫和轻偏瘫患者尤其适用。

4. 腋拐：腋拐是目前最常见也最容易获取的辅助设备之一，使用腋拐步行时可承担身体部分重量（80% ~ 100%），但只适合短期使用。由于其较笨重且使用技巧较多，因此必须在专业医护人员指导下使用。使用腋拐时常见的有3种步态和2种步行模式，分别为两点步态、三点步态和四点步态，步行模式可分为摆至步和摆过步。此外，如果拐杖安装不当，可能会导致神经压迫或血管疾病的发生，如腋动脉压迫、腋窝动脉狭窄、动脉瘤形成和继发性腋臂血栓栓塞症。也有研究表明，使用水平的腋窝支撑设计的腋拐比传统腋拐更舒适，且对于腋下的压力更小，对于手臂力量不足的使用者，这种设计类型腋拐的好处在于减小腋下压力、避免过度使用或使用不当导致的并发症。

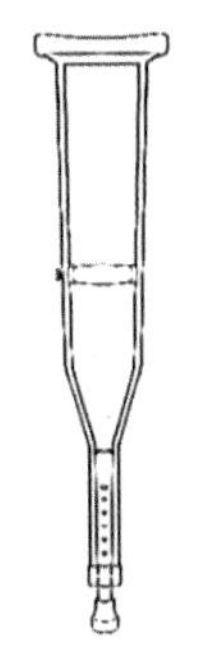
腋拐

（1）优点：常见，价格低廉，可承受身体部分重量。

（2）缺点：较笨重且使用技巧较多，调节要求严格，使用时双手无法空出。

（3）适用人群：下肢骨折、截瘫和严重外伤患者。

5. 肘拐：肘拐又称前臂拐杖，其在前臂的近端有一个袖带，在手的远端有一个手柄，允许双侧上肢支撑，部分承重，这给肘拐带来了最大的优点：使用者无须放下拐杖即可自由活动双手，允许使用者参与更多的体育活动，同时也减少使用时的尴尬，尤其是在上下楼梯时。因此，这类拐杖相对来说更适合长期使用。

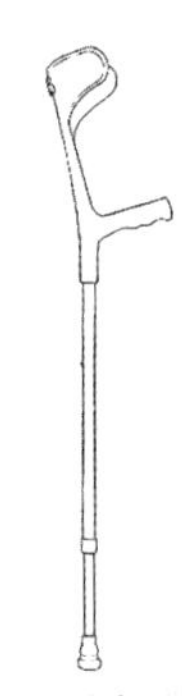
肘拐

（1）优点：使用时可以自由活动双手。

（2）缺点：只能偶尔承重。

（3）适用人群：下肢轻偏瘫的患者。

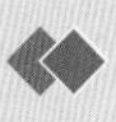

6. 平台拐杖：平台拐杖最初是由普通的腋拐加上一个平台形成的，为整个前臂提供水平的平台，用于承受重量，通常可以折叠。平台拐杖的承重面积更大，因此使用者前臂、手肘和手腕的压力相对小，适用于外出需要长时间使用拐杖的情况。

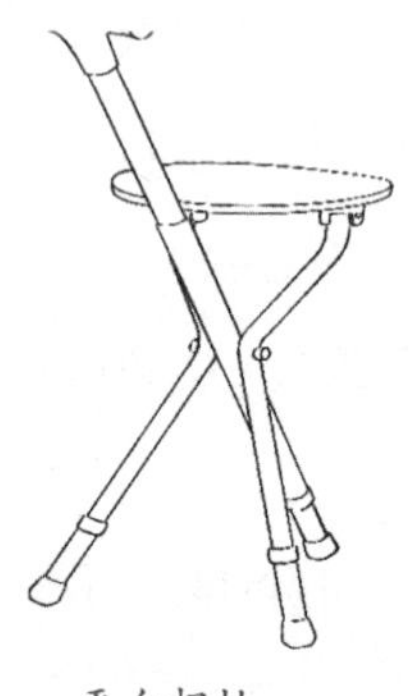

平台拐杖

（1）优点：使用时的主观感受较好，可折叠。

（2）缺点：使用烦琐。

（3）适用人群：肘部挛缩或手腕疼痛无力的使用者。

7. 手杖和拐的调节方法

（1）扶手高度：自然站立，手臂自然放松垂于身体一侧，手杖扶手的高度应该与手腕内侧折痕对齐，腋拐扶手高度应与自然站立时臂部中间的高度一致，腋托高度以距离腋下一拳为宜。

（2）扶手位置：手握拐杖或手杖时，正确的扶手位置会让手肘弯曲 15° ~30° 。

（3）手杖和拐位置：正确调整好扶手位置和高度后，手握扶手，手杖和拐的支点应该位于足的前外侧 15 cm，手杖始终位于较强侧。

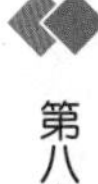

8. 手杖和拐的使用方法

（1）手杖三点步：向正前方伸出手杖约半步距离，再迈出较弱侧脚，最后迈出较强侧脚。

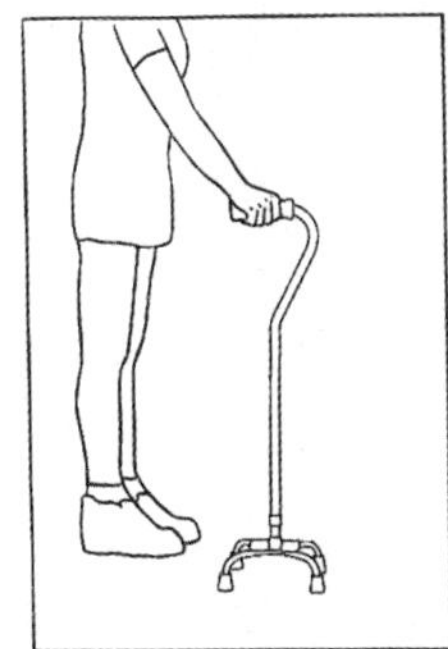
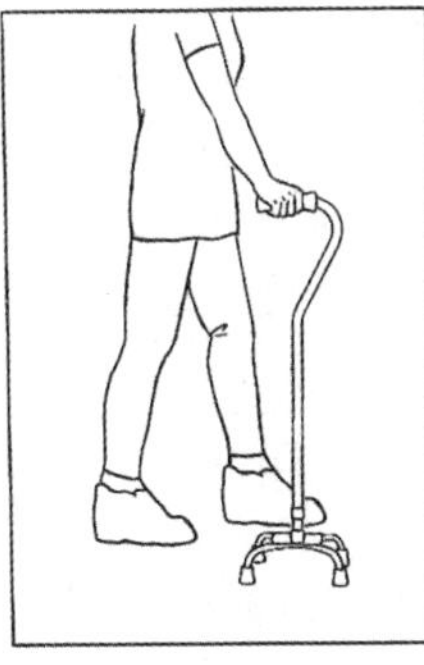
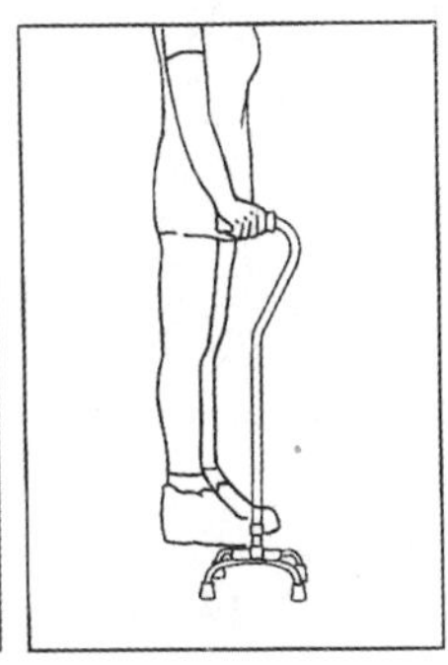

手杖三点步

（2）手杖两点步：同时向正前方伸出手杖和较弱侧脚，稳定后迈出较强侧脚。手杖和较弱侧脚作为一点，较强侧脚作为一点，两点交替支撑体重。

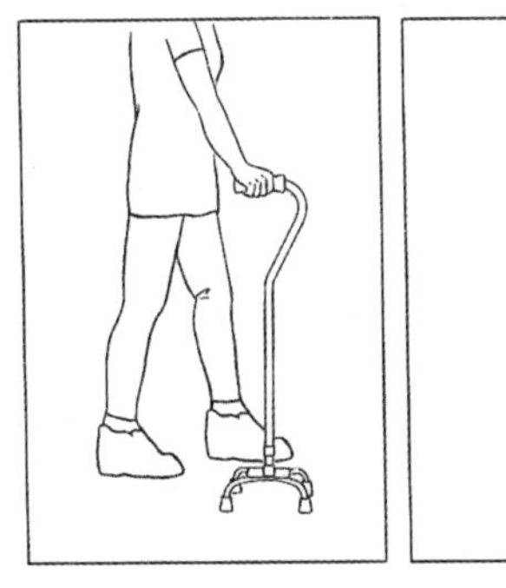
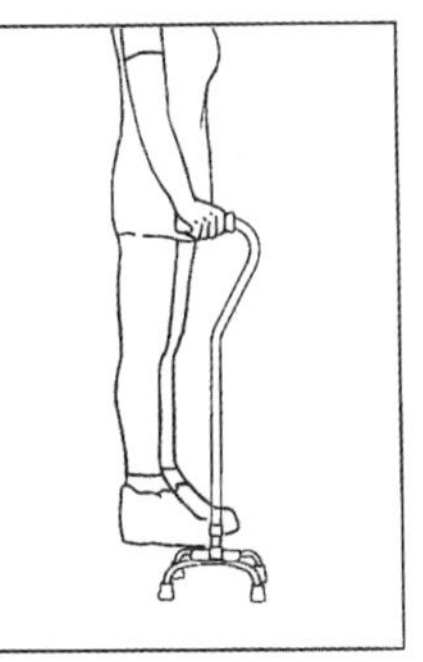

手杖两点步

（3）拐杖摆至步：同时向前伸出两支拐，大约一步距离，保持稳定后，向前摆动身体使双脚同时向前移动，双脚落地位置不

超过拐的支点。

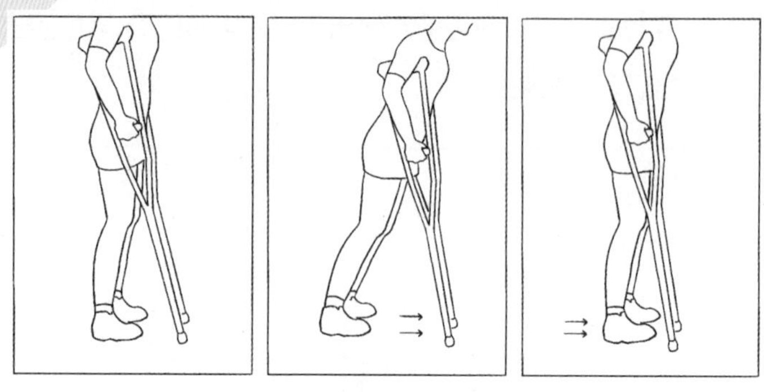

拐杖摆至步

（4）拐杖摆过步：拐的位置和使用同上，双脚落地位置超过拐的支点。

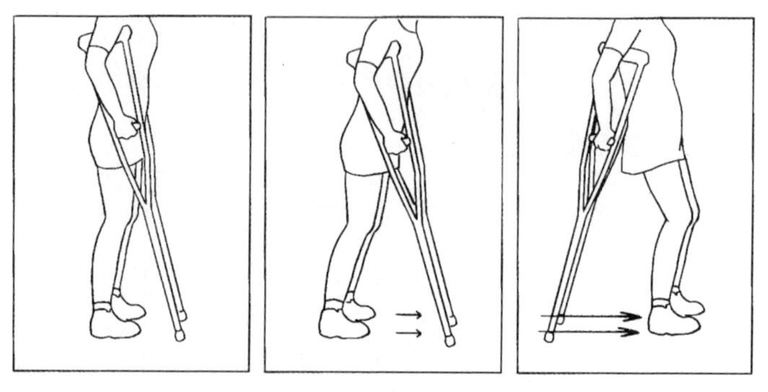

拐杖摆过步

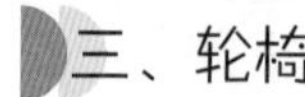

三、轮椅

轮椅，或称轮式移动设备，是最常见的辅助移动设备之一，包括手动轮椅及电动轮椅两类。根据美国国家卫生研究院的数据，美国2019年使用轮椅的人口数占总人口数的5.5%。轮椅的介入极大程度上改善了患者人群的生活质量，提高了社会参与水平。世界卫生组织针对轮椅服务提出了相关要求，包括患者功能水平评估、个性化定制、使用轮椅训练及后续保养维修等。

轮椅虽然为有需求的人群提供了便利，但其本身也会带来一些风险。概括来说，轮椅使用者的跌倒风险因素有以下几个：①使用者本身的特点；②轮椅的类型和特点（例如电动及手动）；③医疗服务提供者（如轮椅处方不当）和患者（如维护不当）的医疗实践；④轮椅活动（如转移）和环境特征（如不平坦的地形）。因此，有指南建议，作业治疗师或物理治疗师作为多因素预防跌倒的一部分，需要开展个性化的平衡和功能协调训练。在训练时需要注意以下几个要点：①在轮椅上训练的患者应在专业医护人员的监督下进行；②评估患者使用轮椅的能力，以及该移动辅助设备是否适合患者的需要；③确保轮椅高度适合，并处于良好的工作状态；④向患者及其护理人员提供有关安全使用轮椅的宣教，确保清楚地传达正确的轮椅转移和使用方法。

有学者针对轮椅使用过程中跌倒的情况进行研究，研究人员发现，适当的腿部休息调整和安全带的使用可以给轮椅使用者带来更高的安全性。另外也发现，增加的前稳定器可以防止轮椅倾斜或翻倒。值得一提的是，有一种轮椅固定带可以有效预防跌倒，该固定带连接在交叉支架或框架上，位于轮椅的重心以下，类似于吊环扶手的设计，可以让他人在必要时快速介入，以防止使用者跌倒受伤。除了上述几种措施，还有几种防止轮椅跌倒的设备可供选择，主要包括安全带、轮椅自动锁、轮椅监视器、转移装置、安全坐垫、防绊装置和改造后的轮椅框架（例如扩大底座或在前轮之间安装安全杆）。对于电动轮椅来说，现阶段普通电动轮椅的防跌倒设计仍然有限，使用者在不平坦环境中使用电动轮椅时仍具有挑战性。有学者设计了一种电动轮椅，能够通过气动装置对其 6 个轮子的高低进行调节，从而保证使用者在崎岖路面上及跨越障碍时能保持相对平稳。

1. 手动轮椅：较常见的手动轮椅包括折叠式轮椅和固定轮椅，一般由轮椅架、车轮、刹车装置及座靠四部分组成。

（1）优点：价格便宜，易获得。

（2）缺点：对上肢力量要求高，使用需要熟练度。

（3）适用人群：严重虚弱或平衡受损导致下肢无法负重的使用者。

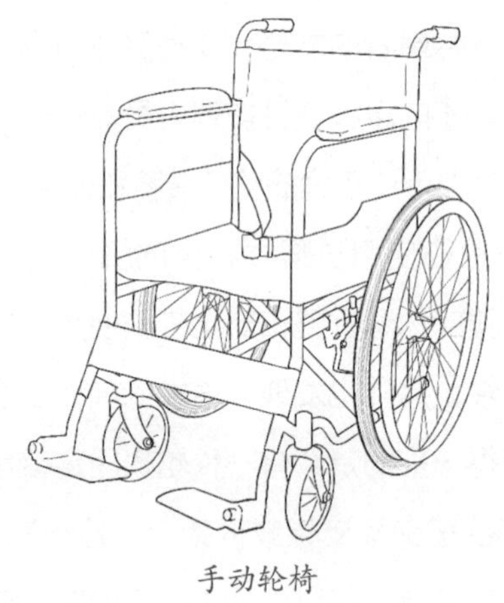

手动轮椅

2. 电动轮椅：电动轮椅是在传统手动轮椅的基础上，增加机械操作系统。与完全依靠人力推进的手动轮椅的不同之处在于，电动轮椅可以通过使用者操纵控制器自动行走，甚至有些电动轮椅能够上下楼梯。因此，电动轮椅适合长距离外出使用。需要注意的是，使用电动轮椅之前必须进行驾驶安全测试和使用者训练。

（1）优点：使用便捷，省力。

（2）缺点：对使用者认知要求较高，价格高昂。

（3）适用人群：上肢和下肢运动控制不允许手动轮椅自动推进，行走耐力无法维持，或寻求更大自主性的患者。

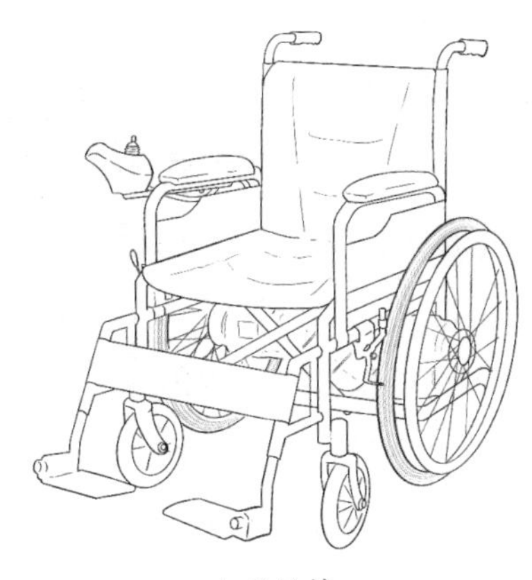

电动轮椅

3. 轮椅调节和使用方法：轮椅调节需要考虑众多因素，包括座椅宽度、深度和高度；使用者的臀部、躯干和肩部宽度；使用者的肩膀高度；轮椅的腿长、扶手高度、背部高度；轮椅的宽度、高度和尺寸；使用者的膝盖至座椅的深度；使用者的膝盖到脚跟的长度；座椅靠背支撑角；座椅至小腿支撑角度；小腿支撑至足部支撑角度等。使用轮椅时有众多技巧需要学习，关于轮椅调节和使用的方法，此处不再展开说明，建议读者在对轮椅进行调节和使用时咨询专业人员。

第二节　智能辅助设备

科技改变生活，相较于传统的非智能防跌倒干预设备和手段，智能防跌倒设备在前者的基础上添加了更多智能化的功能，以达到预防跌倒的目的，如智能手杖、智能扶手、智能助行器等。值得一提的是，随着传感器技术、人工智能技术和物联网技术的发展和成熟，人们研发出越来越多的智能防跌倒设备。现阶段较为常见的智能防跌倒设备从形式上主要可以分为可穿戴智能设备、非穿戴式智能设备、电子游戏设备、智能手机、基于人工智能技术的防跌倒系统和基于物联网技术的防跌倒系统。

从作用上可以分成以下三类：①通过监测使用者的活动，及时发现跌倒事件的发生，通过发挥一定的保护功能，被动地减少跌倒后损伤的发生，减轻不可逆后果的严重性；②通过远程通信技术进行远程健康干预或利用电子游戏设备进行居家训练，旨在提高使用者的平衡功能，该过程需要使用者主动参与，但是能从使用者本身的角度降低跌倒的风险；③通过人工智能技术、物联网和可穿戴设备的融合，预测跌倒事件的发生，提前采取相应措施，并提醒使用者、家属及医护人员，达到预防跌倒的目的。现阶段，智能防跌倒辅具的研发如火如荼，但大部分设备仅停留在试验阶段，并没有完全上市普及。但不可否认的是，这些前沿科技会在未来有着广阔的市场前景，因此有必要了解这些智能防跌倒设备能在将来带来哪些福祉。本节将就可穿戴式智能设备、非穿戴式智能设备、电子游戏设备、智能手机、基于人工智能技术的防跌倒系统和基于物联网技术的防跌倒系统六方面做简单介绍。

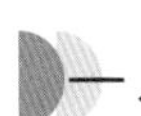

一、可穿戴式智能设备

可穿戴式智能设备是结合了智能材料和新兴技术，对日常可穿戴设备进行智能化设计和扩展开发出的新型设备，较常见的类型有智能眼镜、智能手环、智能鞋垫、智能手套等。可穿戴式智能辅具在心率、血压等体征监测方面有良好表现，部分已经推广至市场，其中以智能手环最为常见。在预防跌倒这方面，可穿戴式智能设备的形式也十分多样，例如可检测跌倒的智能鞋垫、可穿戴式髋关节气垫、步行辅助机器人等。这些设备能够感知使用者的状态和所处环境，实现一系列功能，达到监测使用者实时身体姿势状态、预防跌倒事件发生等作用。由于大部分可穿戴设备需要长时间佩戴才能够发挥其功能，因此，对此类设备的推广和应用还需要将使用者的主观感受考虑在内。此外，价格、易用性、羞耻感和依赖性等因素是影响老年人群接受这类设备的主要因素。

1. 跌倒检测手环：智能手环、智能手表等类型的可穿戴设备是最常见的智能辅助设备，这类设备能够通过内置传感器检测身体的大幅度位移，从而判断跌倒事件并发出警报，然而因为其佩戴位置的局限性，误报的情况时常发生。

（1）优点：易穿戴，价格便宜，不影响日常生活。

（2）缺点：容易产生误报，检测效能较低。

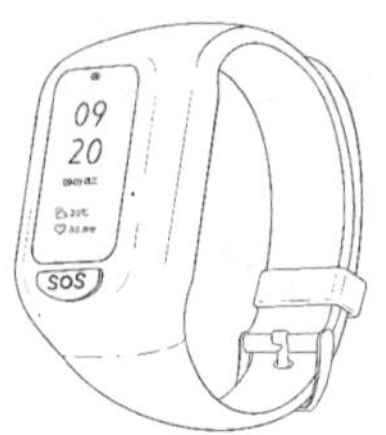

跌倒检测手环

2. 跌倒检测腰带：与跌倒检测手环类似，只是形式与穿戴方式不同。由于是佩戴在腰间，受四肢摆动的干扰较小，此类设备在日常生活中的误报情况相对较少。

（1）优点：易穿戴，不易产生误报。

（2）缺点：舒适度一般，影响美观。

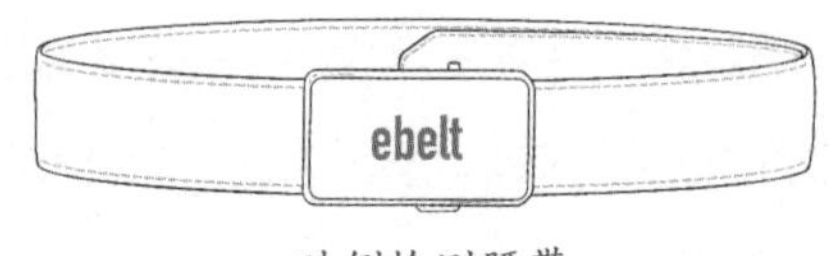

跌倒检测腰带

3. 智能鞋垫：一种以鞋垫形式开发的智能穿戴设备，能够通过传感器分析使用者的足底压力变化，从而实时判断使用者的身体姿势状况，达到检测跌倒的功能。此外，还有一种智能鞋垫能够通过产生振动按摩足底和增加感觉刺激，产生缓解疲劳、提高平衡能力的作用。

（1）优点：便捷，可遥控，不影响美观。

（2）缺点：检测跌倒的效能较低，舒适度一般。

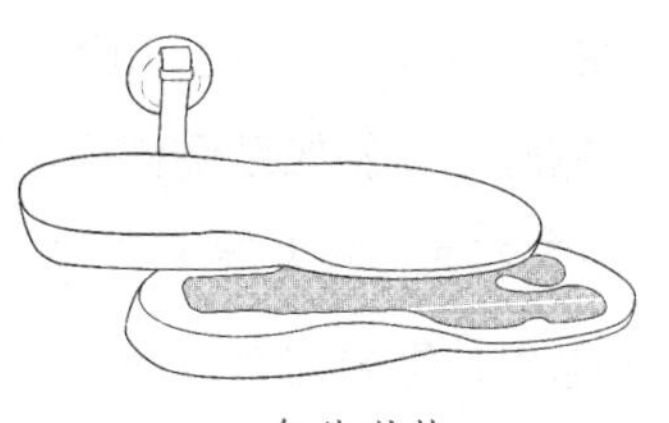
智能鞋垫

4. 髋关节气垫：是一种集跌倒检测和损伤预防为一体的智能辅助设备，主要原理是发现跌倒事件后，及时展开气垫，保护以髋关节为主的易受伤部位，最大程度减少跌倒损伤。但这类设备目前在技术上尚未完全成熟，部分技术难题还没有得到良好解决。

（1）优点：检测效能高，安全性强。

（2）缺点：笨重，穿着不便，影响美观，舒适度较差，价格高昂。

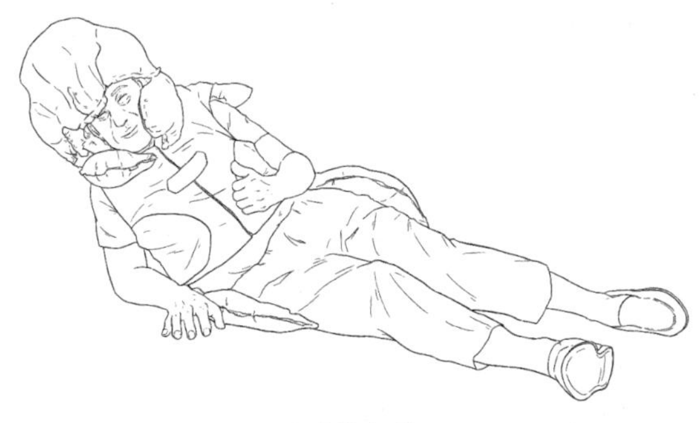
髋关节气垫

5. 步行辅助机器人：近年来，步行辅助机器人技术不断发展，这类设备通常以外骨骼的形式应用于使用者。这些传统的步行辅助机器人能够起到保护和改善步态的作用，对衰老、中风或脊髓损伤患者更为适用。因此，也有不少研究开始着手开发此类设备在防跌倒领域中的应用，例如跌倒检测、辅助步行等。需要注意的是，虽然步行辅助机器人属于可穿戴智能辅助设备，但大部分应用以临床为主，需要在专业医生和治疗师的指导下使用。

（1）优点：功能较多，能主动参与。

（2）缺点：需要专业人士的指导和辅助，成本高，使用最为烦琐。

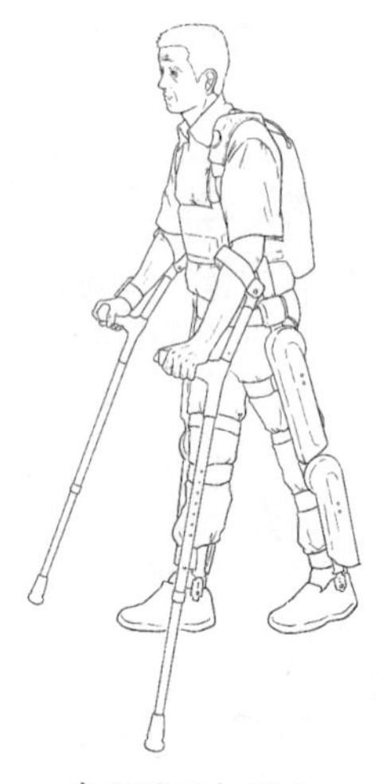

步行辅助机器人

二、非穿戴式智能设备

非穿戴形式智能设备相较于可穿戴式设备而言，对于老年人群更加友好，因为可以省去烦琐的穿戴过程。另外，应用这些设备时也无须刻意记忆使用流程和方法，因此对日常生活的影响几乎为零，这也是这类设备的最大优势所在。非穿戴式智能设备的形式多种多样，例如智能地板、智能地毯、视觉监控设备等。此外，一些在传统辅助设备上衍生出来的智能设备也陆续被开发出来，例如智能手杖、智能助行器、智能扶手等。

1. 智能地板 / 地毯：部分研究者在传统地板 / 地毯的基础上增加了新的科技手段，在不影响传统地板 / 地毯本身特点的同时，能够识别步行、跌倒、蹲下等事件。更有设备能够通过步态的差异区别不同使用者和使用者当下的情况（如穿鞋或光脚）。

（1）优点：不影响日常生活，检测效能高。

（2）缺点：成本较高，安装复杂。

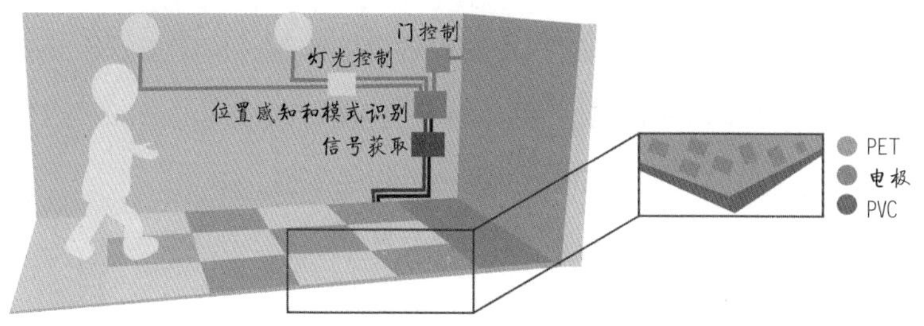

基于智能地毯的智能地板监控系统

2. 视觉监控设备：视觉监控设备也称智能摄像头，能够连接照护者和家人的手机，远程监控老年人群居家动态。在此基础上，有些视觉监控设备借助高级人工智能算法，能够监测危险事件，并通过网络及时发出警报。通过视觉信息进行跌倒检测能够极大提高准确性，但也正因为这一因素，许多老年人群忌于个人隐私无时无刻暴露在外，成为阻碍这些设备推广的主要问题。

（1）优点：检测跌倒的准确率最高。

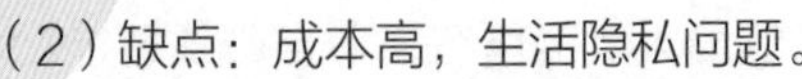
（2）缺点：成本高，生活隐私问题。

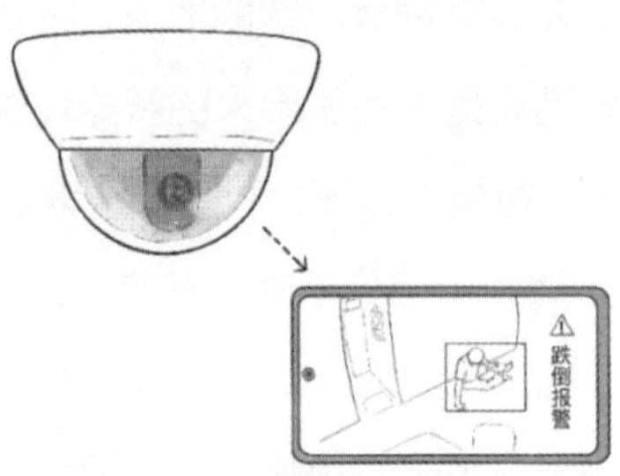

视觉监控设备

3. 智能手杖 / 助行器：智能手杖 / 助行器在外形上与传统手杖 / 助行器并无差异，但借助新技术，这些辅具进一步派生出了新的功能，例如跌倒检测、步态纠正、使用提示、自动避障等。同时，这些辅具在使用时基本没有烦琐的步骤，只需按照传统辅具本身的使用方法正常使用即可，有些设计人性化地增加了语音交互和触觉交互功能，进一步优化了使用体验。

（1）优点：操作便捷，人性化，功能较多。

（2）缺点：成本高。

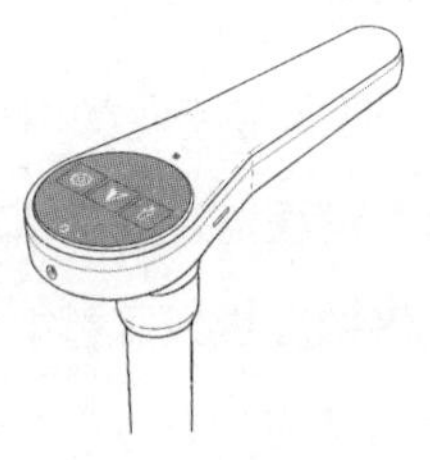
智能手杖 / 助行器

4. 智能扶手：与智能手杖 / 助行器的设计理念类似，智能扶手的应用多见于楼梯间和浴室，目的是通过视觉和听觉提示，监督并提醒老年人群在使用楼梯或浴室时使用扶手，进而降低跌倒的风险。

（1）优点：无须操作，实时提醒。

（2）缺点：成本高，安装复杂，功能较单一。

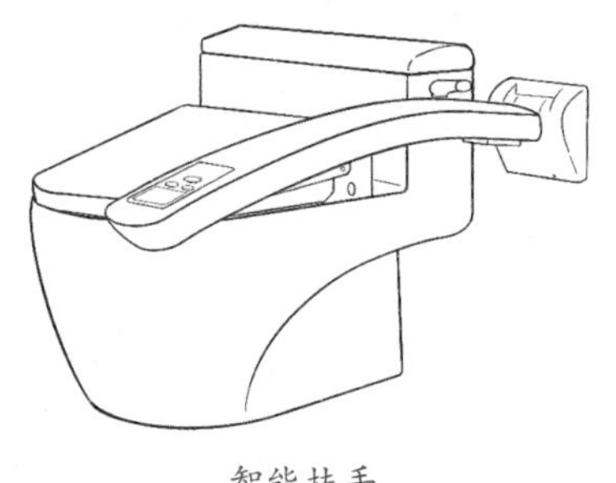

智能扶手

三、电子游戏训练设备

伴随科技发展，电子游戏不再是年轻人的专利，打游戏也不再被视为不务正业。恰恰相反，事实证明，利用电子设备（例如游戏运动设备、远程医疗指导等）进行居家训练，可以改善老年人群的平衡能力和平衡策略，最终预防跌倒的发生。对比传统训练方法，这类智能化的居家训练设备有如下优点：①通过吸引人的互动方式激励人们运动，并在用户执行双重任务时训练运动和认知能力；②玩家可以将注意力集中在游戏动作的结果上，而不是动作本身；③运动可以在家里进行，可以单独进行，也可以在一个小组内进行，使许多老年人更容易参加活动。

1. 游戏运动设备：游戏运动设备是一种游戏化的运动形式，通常利用运动感应技术来检测玩家的动作，诱导玩家开展一系列

动作，并通过及时的反馈进行纠正和鼓励。现阶段，居家常见的游戏运动设备有任天堂Wii、Xbox Kinect等。此外，近期研究开始着手开发个性化的游戏运动设备，旨在提供更全面、精准的居家防跌倒干预计划，降低跌倒风险。

（1）优点：主动健康模式，易获得。

（2）缺点：操作较复杂，对家庭环境有限制。

2. VR 设备

除了上述电子游戏设备，近两年随着虚拟现实技术（VR）逐渐成熟，越来越多的研究者将目光转移到 VR 在老年人平衡训练及防跌倒的应用中。VR 技术利用计算机系统、感觉反馈装置和建模技术，生成可直接施加于使用者的视、听、触、嗅、味觉等感受，并在专业设备的辅助下，刺激人体对虚拟的环境或物体进行可视化操作与交互，创造出一种“身临其境”的真实感受。使用 VR 设备进行防跌倒训练的有效性也已得到研究证实。

（1）优点：效果显著，多因素干预。

（2）缺点：操作复杂，对家庭环境有限制，使用者易疲劳。

四、基于智能手机的监测训练设备

随着移动技术越来越多地融入生活，智能手机、平板电脑等移动设备为跌倒风险的评估提供了一个新颖的解决方案。根据中国互联网络信息中心（CNNIC）发布的第44次《中国互联网络发展状况统计报告》，截至2019年6月，手机网民规模达8.47亿。与此同时，网民中老年人的比例也在不断提升，60 岁以上网民占所有网民的比例从2018年12月的6.6%上升到2019年6月的6.9%。智能手机和平板电脑内置有加速度计和陀螺仪等传感器，这些非侵入式传感器能测量静态和动态的运动。目前市面上也有许多衡量平衡和跌倒风险的智能手机应用程序。由此可见，智能手机作为一种面向老年人群居家时防跌倒的干预手段，有着较好的前景。

1. 智能手机识别跌倒：与前文提到的跌倒检测系统类似，利用智能手机本身的特点，也能达到识别跌倒的功能。此外，基于智能手机开发的手机 APP 也有多种多样的功能，例如通过问卷和测试任务远程评估跌倒风险；互动式双向视频保健系统；异常步态识别等。然而基于智能手机的跌倒风险评估方法的可靠性和稳定性仍不及可穿戴设备的检测系统。但智能手机作为评估的载体，有着轻量化和易操作的优势，同时也能减轻用户的经济负担，适合老年人群居家和在社区中使用，因此该领域的研究也有极大的前景。

（1）优点：无须额外成本，轻量化。

（2）缺点：需学习各种软件的使用方法，跌倒检测效能相对较低。

2. 智能手机辅助运动：同样的，借助手机这一智能化平台，有研究者设计了手机端应用程序，提供居家运动计划和激励老年人群进行居家运动，通过提高使用者的平衡能力，达到降低跌倒风险的作用。

（1）优点：无须额外成本，轻量化。

（2）缺点：需学习各种软件的使用方法，对使用者认知功能要求较高。

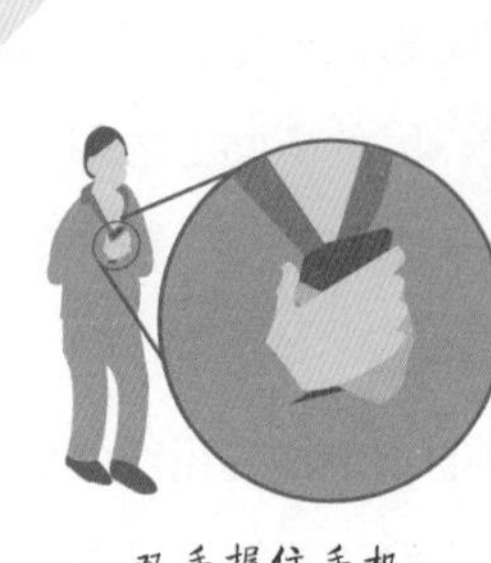

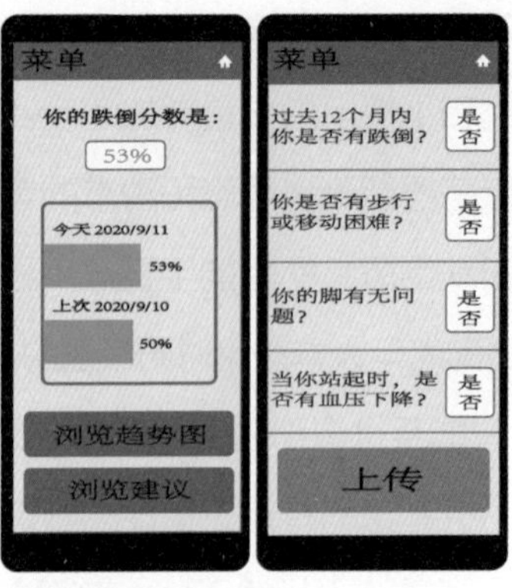

基于智能手机的监测训练设备

五、基于人工智能和物联网技术的防跌倒监测训练系统

随着科技的不断发展，越来越多的新型技术被应用于跌倒预防中，其中，最火热的就是人工智能和物联网技术。

1. 人工智能：作为计算机学科的重要分支之一，人工智能在当前被人们称为世界三大尖端技术之一。现阶段，越来越多的研究者开始将人工智能技术和可穿戴传感器相结合，将传感器采集的数据进行进一步处理，对特征值进行训练，建立模型，从而作为跌倒风险评估和跌倒预测的有用工具。人工智能技术中的主流算法主要包括机器学习法及深度学习法。通俗来讲，利用人工智能技术可以实现让机器自发分析学习，使得跌倒检测的精度进一步提高。最常见的例子是将人工智能技术结合到视觉监控设备中，这样一来，解决了隐私问题的同时，也无须监控另一端的监护人员长时间地关注变动情况。随着人工智能技术的越发成熟，越来越多的可穿戴式辅助设备开始采用这个前沿技术，从而极大程度上减少误报、错报跌倒事件的情况发生。越来越多的设计开始考虑到真实环境的复杂性，通过不断优化算法和前端的硬件设备，实现将人工智能技术融入物联网系统，并做到实时、个性化、高精度的跌倒检测，有助于降低居家老年人群的跌倒风险。人工智能技术与下文提到的物联网技术正在同步发展的过程当中，因此，如何将人工智能同物联网技术有机融合，从而更进一步保障居家老年人群的安全和健康是未来的研究方向。

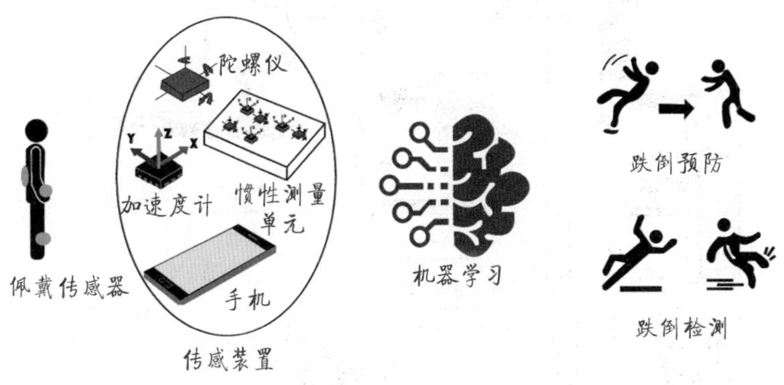

人工智能

2. 物联网：物联网被称为继计算机、互联网与移动通信网之后的世界信息产业第四次技术革命，指的是将各种信息传感设备，如射频识别RFID装置、红外感应器、全球定位系统、激光扫描器等种种装置与互联网结合起来而形成的一个巨大网络。物联网技术在防跌倒的应用中的主要形式是智能家居和远程监测。这类应用通常包括 4 个技术层面：生理感知层、本地通信层、信息处理层和用户应用层。生理感知层主要通过传感器网络和一系列独立智能传感器采集各类信号；本地通信层负责将不同传感器中收集到的数据发送到本地计算设备或云端进行计算加工，然后将

指令和警报发送给指定的医护人员和监护者；信息处理层通过与人工智能技术结合，开发特定算法对数据进行加工处理，提高检测的精度和稳定程度；用户应用层借用一些可穿戴设备和其他硬件设备发出跌倒前的警报，将跌倒的危害降到最低。

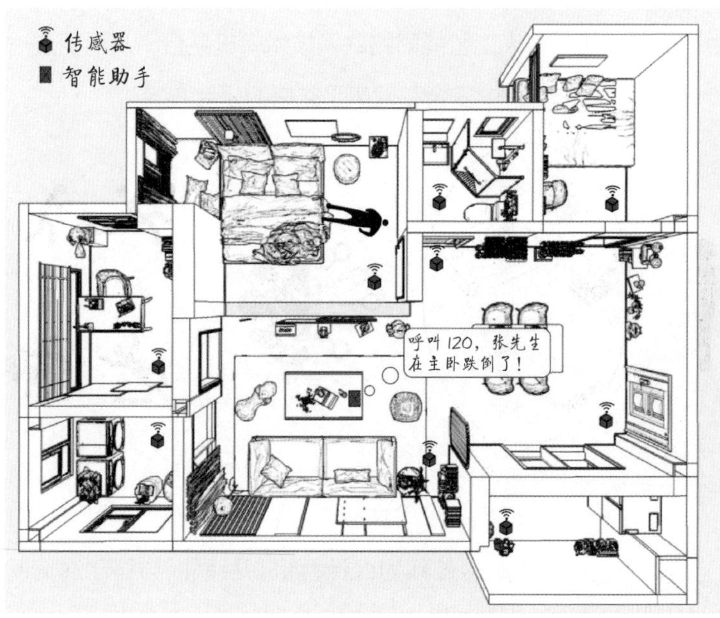

物联网在独居安全中的应用